AF377733

Dr. Jesús Vázquez – Martina Vázquez
(@nutri.vazquez)

UN AÑO
PARA CUIDARTE

Come con las estaciones: una guía de salud
y nutrición durante todo el año

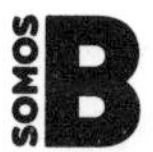

Papel certificado por el Forest Stewardship Council®

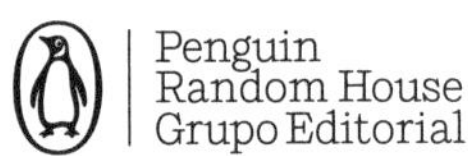
Penguin
Random House
Grupo Editorial

Primera edición: enero de 2026

© 2025, Jesús Vázquez y Martina Vázquez
© 2025, Penguin Random House Grupo Editorial, S.A.U.
Travessera de Gràcia, 47-49. 08021 Barcelona

Printed in Spain – Impreso en España

ISBN: 978-84-666-8367-8
Depósito legal: B-19.578-2025

Compuesto en Llibresimes
Impreso en Liberdúplex
Sant Llorenç d'Hortons (Barcelona)

BS 8 3 6 7 8

*A mis padres, Icíar y Jesús, y a mis tres
hermanas, por creer siempre
en mí y por acompañarme sin
condiciones en todos mis proyectos.*

*A mi mujer, Icíar, y a mis hijas Martina,
Icíar, Telma y Fabiola,
que sois mi motor y mi mejor inspiración.
Y a uno de mis maestros, el doctor Antonio
Ruiz Pérez, que despertó hace años la
pasión por comprender las células,
escucharlas y cuidarlas.*

Índice

INTRODUCCIÓN

Por mucho que intentemos ir a contracorriente, formamos parte de la naturaleza y, nos guste o no, nos movemos a su ritmo. Nuestro organismo no vive aislado, sino que responde a todos los estímulos del exterior: a la temperatura, a las horas de luz, a la humedad y, por tanto, a los ciclos estacionales. Con la misma lógica abrimos las ventanas en primavera, buscamos la sombra en verano y nos ponemos el abrigo en invierno. Este comportamiento no es solo sentido común: es fisiología.

Nuestro cuerpo es el hogar de millones de células que persiguen un objetivo simple, pero que no es nada fácil: **mantener el equilibrio**. Al ajuste fino que consigue este equilibrio lo llamamos «homeostasis». Es como un termostato que va corrigiendo las desviaciones. Y para lograrlo, cada célula conversa con su entorno mandando señales químicas y eléctricas, activa programas de reparación cuando hace falta y ahorra o gasta energía según lo que se necesite.

Si tenemos hambre, sed, frío o sueño, no es un capricho: es lo que están pidiendo nuestras células, porque reclaman que actuemos para solucionar su necesidad real.

Este libro habla de nutrición y salud pensando en las cuatro estaciones del año: cómo y qué comer o beber, cómo lograr el descanso, todo en sintonía con los ciclos naturales, buscando favorecer ese equilibrio interior. Si los realizamos bien, con alimentos de temporada, respetando ritmos de comidas y de descanso, ese termostato tendrá que esforzarse mucho menos para mantener el equilibrio día a día y, por tanto, para proteger nuestra salud.

No es casualidad que lo que apetece en cada estación coincida con lo que la naturaleza ofrece. Hay ciencia detrás: la **cronobiología**, la fisiología cambiante según el momento del día y del año; la **termorregulación**, cómo nuestro cuerpo es capaz de producir y disipar el calor interno; el **metabolismo energético**, cómo generar energía (ATP); y **el sistema inmune**, cómo nos defendemos o reparamos. Hay más mecanismos científicos que explican esta coincidencia entre lo que nos apetece y lo que la naturaleza ofrece, y en todos ellos vemos que son las células las que dan la información de lo que sucede, para que el resto del organismo se organice y dé una respuesta.

Todos estos fenómenos fisiológicos, como decíamos, son para intentar lograr ese equilibrio: mantener la temperatura interna constante (nos piden alimentos más energéticos), tener un medio interno limpio para que las células puedan vivir y trabajar sin basura a su alrededor (beber agua y dejar de ensuciar), aportar los nutrientes necesarios para que estén en condiciones de poder enviar y recibir información de sus células vecinas (grasas saludables, proteínas y minerales) y, por ejemplo, cómo evitar el daño que las envejece precozmente: la oxidación (nos piden frutas y verduras antioxidantes).

Siempre hablamos de la oxidación, de la necesidad de tomar antioxidantes. Pero vamos a explicarte de forma sencilla **qué es la oxidación**.

Todos intuimos que cuando un objeto se oxida es porque se está deteriorando, envejeciendo, estropeando. A nivel celular es algo parecido (daño y envejecimiento), pero el proceso que lo provoca es diferente y un poco más complejo.

Dentro de las células están las mitocondrias, unos orgánulos, unas estructuras que son nuestras fábricas de energía, las fábricas de ATP. Necesitan, por una parte, un combustible (glucosa o grasas) y, por otra, si queremos que rinda al máximo la caldera, oxígeno. Hay células que no necesitan ese oxígeno, como los glóbulos rojos, pero no producen tanta energía. En función del tipo de célula, habrá más o menos mitocondrias en su interior. Las células de la piel por ejemplo tienen poca demanda de energía, por lo que contienen pocas mitocondrias. Pero imagínate las células musculares, sobre todo las del corazón, que no paran quietas… ¡afortunadamente! Estas necesitan muchísimas fábricas de energía, muchas mitocondrias en su interior. Y hablamos de 5.000 a 8.000 mitocondrias dentro de cada célula cardiaca en una persona normal.

Pero, claro, como ocurre en todas las fábricas, estas reacciones para producir energía, liberan por la chimenea unas moléculas altamente dañinas, las llamadas especies reactivas de oxígeno (ROS) y, entre ellas, los radicales libres, moléculas muy reactivas que, en exceso, son capaces de dañar proteínas vitales en nuestro organismo como son el colágeno, las membranas de las células e incluso su ADN. Pero ojo: los ROS también son útiles en pequeñas cantidades, pues son los que avisan para defendernos del daño. La clave está de nuevo en el equilibrio entre la producción de ROS y nuestras defensas antioxidantes: las que fabrica nuestro cuerpo (glutatión, superóxido dismutasa, ácido úrico, coenzima Q10) y las que aportamos con la dieta (vitaminas C y E, polifenoles, carotenoides). Si hay más ROS que sustancias antioxidantes, entonces hay daño, hay estrés oxidativo. Si hay equilibrio, la célula funciona y se repara fácilmente.

Primavera: limpieza y reactivación

En primavera necesitamos depurar nuestro cuerpo después de tanto recogimiento, después de tanto trabajo metabólico que se produce durante el invierno. Tenemos que limpiar, abrir nuestras ventanas y ventilar. Primavera es **depuración, eliminación de residuos y renovación celular**. Necesitamos alimentos que nos ayuden a desprendernos de todos esos desechos que tenemos acumulados. Debemos tomar alimentos que reactiven a nuestras células, a nuestro cuerpo: verduras frescas de hoja verde, jengibre, frutas ácidas (como naranjas, limones, mandarinas, fresas…), espárragos. Todo lo que ayuda a nuestro hígado y a nuestros riñones a limpiarnos por dentro, a depurar todo nuestro organismo.

¡Y esos alimentos están ahí!, y ¡justo cuando los necesitamos!

Verano: sol, energía… y oxidación

En verano, el sol aumenta la oxidación de nuestras células. La radiación UVA puede atravesar la piel y es capaz de dañar las membranas celulares, las proteínas e incluso el ADN.

Y, claro, si hay más oxidación, necesitamos **más antioxidantes**. Por eso, la naturaleza nos ofrece justo lo que hace falta: frutas y verduras ricas en agua y en pigmentos antioxidantes —los tomates, las cerezas, el melón, la sandía, el pepino, los albaricoques, las ciruelas, las zanahorias— que ayudan a neutralizar ese daño.

El sol, tan vital para nosotros y para el resto de los seres vivos, pero que es capaz de oxidar, de dañar nuestras células acelerando su envejecimiento y, por tanto, el nuestro.

Otoño: reparar, proteger y preparar

En otoño tenemos que prepararnos para el invierno. Pero antes debemos recuperar la salud de nuestras células, que han sufrido por el exceso de radicales libres producidos durante el verano. Así que tendremos que mimar al **hígado**, nuestra depuradora reina, capaz de compensar el daño, filtrando, neutralizando los radicales oxidantes y eliminándolos después a través del intestino y los riñones. Allí, en el hígado, el protagonista será el **glutatión**, del que os explicaremos con calma el porqué de su importancia para nuestra salud.

Nuestro ritmo vital va poco a poco bajando conforme avanza el otoño y las horas de luz se van acortando, y tenemos que reforzar nuestras defensas para que la bajada de las temperaturas nos pille preparados para luchar contra los virus que proliferan con el frío. Buscamos alimentos más ricos en energía, más calóricos, como las legumbres, los frutos secos, las calabazas…, alimentos ricos en fibra para mejorar nuestra microbiota, la responsable de que nuestro **sistema inmune** esté fuerte y funcione al cien por cien en nuestra defensa. Es una etapa de recogimiento, de recuperación y de preparación.

Invierno: calor interno

En invierno todavía buscamos y necesitamos más calor en nuestro interior y elegimos **alimentos más calóricos**, con más grasa y carbohidratos, que nos aportan energía rápida y de reserva. Esto lleva a un aumento importante del metabolismo para mantener la temperatura interior y para los procesos de digestión y metabólicos de ese número mayor de calorías, lo que supone de nuevo una **mayor oxidación** por la necesidad que surge en la producción de calor interno. La mayor demanda de energía hace que aumente la actividad de nuestras mitocondrias, las fábricas de energía de nuestras células, y esto, sumado a la actividad metabólica para transformar los alimentos en energía, produce muchos radicales libres. ¡Tenemos a todas nuestras fábricas de energía dándolo todo!

Por eso en invierno necesitamos más combustible, pero también debemos saber qué tipo de leña echar al fuego. ¡Que no todo vale!

En este libro descubrirás cómo los ritmos de la naturaleza influyen en todo nuestro organismo y cómo, con nuestra alimentación, podemos ir adaptándonos a ellos para vivir en sintonía, en equilibrio.

A lo largo de estas páginas, esperamos poder ayudarte a entender cómo nuestras células modifican su comportamiento para ayudarnos a estar bien, en equilibrio y con salud. Y, lo más importante, ayudarte a comprender cómo a través de la alimentación, la hidratación suficiente, el descanso reparador, el ejercicio y tomando conciencia de nuestro estado y de los cambios que se van produciendo a nuestro alrededor, podemos influir en ellas, dándoles lo que necesitan para que estén bien y sanas dentro de su universo, que somos nosotros.

Si cuidamos a nuestras células, ellas nos cuidan a nosotros. Ese es el objetivo de este libro: **aprender a vivir en sintonía**, para ir sumando salud día a día y estación a estación.

SALUD EN PRIMAVERA

La llegada de la primavera provoca una auténtica revolución en nuestro cuerpo, tanto a nivel físico como en nuestras emociones. Puede decirse que es la estación del renacer, del retorno a la vida… ¡del florecer! El renacer de la naturaleza, que despierta después del letargo del invierno, provoca cambios significativos en todo nuestro organismo. Nuestro cuerpo se reactiva, se despereza, empieza de nuevo a respirar, a abrirse al exterior. Vemos y sentimos que los días se alargan, que aumentan las temperaturas y que vuelve la luz. Nuestra energía vital se renueva y vamos notando que en nuestro ánimo, en nuestro ritmo interior, se produce un cambio.

Esa luz extra no solo ilumina las calles: entra por los ojos, llega al cerebro y afina nuestros «relojes» internos. Los niveles de serotonina suben poco a poco, el ánimo mejora, dormimos mejor porque anochece a su hora y, casi sin darnos cuenta, el cuerpo nos pide movimiento. Es como si la naturaleza subiera el telón y nosotros, que formamos parte del mismo escenario, retomáramos el papel con más ganas.

Estos cambios nos tienen que llevar a modificar hábitos y a dejar de estar encerrados.

¿Cómo? Con gestos sencillos y muy lógicos: airear la casa cada mañana, aprovechar los primeros rayos de sol para un paseo corto —diez o quince minutos que cambian el día—, reajustar horarios de comidas para que sean algo más ligeras y adelantar un poco la cena. Son detalles pequeños que, sumados, hacen que el cuerpo arranque en la primavera como un motor bien afinado.

En cuanto a la nutrición, tenemos que pensar que venimos de un invierno frío y oscuro, en el que nuestro organismo ha necesitado mucha más energía para mantener su temperatura, lo que nos ha llevado a consumir alimentos más calóricos, más ricos en grasas y carbohidratos, que suelen sobrecargar algo más el hígado y los riñones. De una estación en la que hay menos sudoración, con menor ingesta de agua, más tiempo dentro de casa y menor exposición a la luz. Todo esto hace que nuestros órganos de depuración, de limpieza, se sobrecarguen.

El hígado ha estado «al pie del cañón»: filtra, transforma y empaqueta sustancias para que el cuerpo las elimine por la bilis o por la orina. Los riñones, silenciosos pero constantes, regulan líquidos y sales. Si añadimos calefacciones altas, poca transpiración y menos agua, el resultado es claro: ahora toca aliviar la carga. Más caldos vegetales, más agua entre horas, más verduras y cocciones suaves. El cuerpo lo agradece de inmediato.

Para la medicina tradicional china, la primavera es la estación en la que predomina el elemento Madera, relacionado con el hígado y la vesícula. En esta época es especialmente beneficioso depurar y limpiar estos órganos y, para esto, tienen que predominar las verduras, ensaladas y frutas y, sobre todo, beber más agua para poder limpiar mejor. Prueba a beber agua con limón y unas rodajitas de jengibre durante el día, te va a ayudar a alcalinizar y a depurar maravillosamente todo tu organismo.

Desde la fisiología occidental la idea es la misma, con otras palabras: los amargos suaves (rúcula, escarola), los compuestos azufrados de las crucíferas (brócoli, coliflor) y la fibra soluble (alcachofa, espárragos) favorecen la producción y el flujo de bilis, mejoran la digestión de las grasas y ayudan al hígado en su trabajo. Ese vasito de agua con limón y jengibre, además, prepara al estómago, lo estimula suavemente y sienta de maravilla a media mañana o en ayunas.

En este proceso de adaptación a la primavera, la alimentación es fundamental, pues de ahí tiene que salir la energía que necesitamos para ayudar a nuestros órganos a depurarse y darles fuerza para trabajar, aportarnos más energía y favorecer nuestro equilibrio, físico y emocional. Lo que comemos es también el alimento de nuestras células, debemos darles lo que necesitan para que podamos adaptarnos con salud a este cambio. ¡Con salud! ¡Ese es el objetivo!

Cuando elabores un plato, piensa en él como si fuera una paleta de colores: verde (hojas y crucíferas) para limpiar, blanco (pescados blancos, claras, yogur/kéfir si te sientan bien) para reparar, naranja/rojo (zanahoria, fresas) para proteger con antioxidantes, y dorado (aceite de oliva virgen extra, frutos secos) para lubricar y calmar. Con esa paleta el cuerpo pinta la primavera por dentro.

Y es que todo tiene que ser armónico. Nuestro cuerpo debe mantenerse sano, y por eso conviene darles a nuestras células lo que necesitan para que nuestra maquinaria funcione extraordinariamente. Y los alimentos que van a ayudarnos a conseguirlo son precisamente los que nos ofrece la tierra en esta estación del año. ¡No es casualidad! Formamos parte de ese conjunto de seres vivos que es la naturaleza. Debemos tener claro que nuestra forma de alimentarnos y nuestras elecciones a la hora de comer, de beber y de vivir tienen que ir en paralelo a lo que se nos ofrece a nuestro alrededor. Es la forma más lógica y más simple de conseguir mantenernos saludables y poder así disfrutar al máximo, física y mentalmente, en esta agitada estación del año.

De la misma forma en que los alimentos que consumimos en primavera cambian para ajustarse a esta época, la manera de cocinar también lo hace: más vapor y salteado corto, menos guisos; texturas más crujientes que invitan a masticar —quienes nos conozcan sabrán cuánto insistimos en masticar—; aliños vivos con limón o vinagre suave, hierbas frescas y un buen chorrito de aceite de oliva virgen extra. Si cocinas ligero, te sientes ligero.

Además, en la primavera nuestra energía vital aumenta y el metabolismo tiende a activarse, lo que promueve una mayor actividad física y mental. Hay más horas de luz, las temperaturas suben, apetece estar más tiempo fuera de casa y hacer ejercicio al aire libre.

Aprovecha esa inercia: paseos a paso rápido, bicicleta tranquila, subir escaleras, alguna tabla corta de fuerza. No hacen falta heroicidades, hace falta **constancia**. Y si tienes alergia, ajusta los horarios (mejor tarde que a primera hora, con mayores niveles de polen) y riega la nariz con suero fisiológico al volver a casa: pequeño gesto, gran alivio.

Estos cambios metabólicos, el aumento de la actividad, de las horas de luz y de la temperatura suponen, para algunas personas, entusiasmo y vitalidad, pero para otras también pueden traer fatiga y alteraciones del estado de ánimo. Y, además, es la estación en la que pueden aparecer alergias estacionales típicas de estas fechas. También por esto hay que adaptar nuestra alimentación, para que nuestro organismo se mantenga fuerte y se enfrente con normalidad a estos cambios.

Si tu tono general baja, reduce un punto la exigencia: cenas muy ligeras, hidrátate más, prioriza verduras y proteínas fáciles (huevo, pescado blanco) y limita los dulces que tientan más por la ansiedad. Un par de semanas así y el cuerpo se recalibra. El ánimo también. Y recuerda: no solo importa qué comes, importa cuándo y cómo. Deja espacios entre comidas para completar digestiones, siéntate a la mesa (aunque sea diez minutos), respira hondo dos veces antes del primer bocado y mastícalo. Cuando lo tratas con respeto, el sistema digestivo responde con serenidad.

Antes de cualquier cambio en el que nos vamos a exigir darlo todo, da igual que sea ante una competición, un proyecto laboral personal o de empresa, escribir un libro o una carta de amor, un concierto ante un gran auditorio o salir de la trinchera, ¿qué hacemos?: parar, respirar, coger aire, dirigir toda nuestra atención a lo que vamos a hacer y prepararnos. El corredor se ajusta las zapatillas, mira el objetivo y respira profundo. El músico ajusta la altura de la banqueta, coloca la partitura o tensa la cuerda y respira. Antes de entrar en la reunión en la que vas a plantear tu proyecto de cambio, paras un segundo ante la puerta, tomas aire y entras. Si tienes que escribir algo importante en tu portátil, miras la batería, te colocas en buena postura, el café o infusión al lado, respiras y empiezas.

Pues con la comida y con la primavera igual: los pequeños rituales ordenan. Abre las ventanas, toma un vaso de agua templada, prepara la mesa, aunque sea sencilla, da las gracias —aunque sea en silencio— y empieza. No es romanticismo: el cuerpo entiende esas señales y se centra.

¿Y nuestras células? ¿Cómo lo hacen? Tú imagínatelas.

Yo siempre las imagino como un equipo tras el telón: electricistas, tramoyistas, músicos afinando, todo el mundo coordinado. Si entramos corriendo, con prisas y sin avisar, el caos está servido. Si das tiempo y orden, la función sale perfecta.

Nuestras células viven para que tú estés bien. Harán lo

que sea para que nada falle y no descansarán si tú no les das descanso. ¿Les dejamos parar y respirar antes de su actuación? Piénsalo. ¿Crees que dejamos suficiente tiempo a las células del hígado para prepararse antes de metabolizar hidratos, grasas y proteínas entre una y otra digestión? ¿Antes de filtrar y neutralizar tóxicos, fármacos, alcohol y desechos metabólicos, producir bilis para digerir y absorber grasas y eliminar tóxicos vía digestiva y mantener eficaz nuestra defensa inmunológica? A nuestras neuronas, ¿les damos suficientes horas de sueño? Nuestro sistema inmune, ¿descansa si hay una constante agresión y, por tanto, una continua inflamación? Nuestras células del tubo digestivo, ¿tienen suficiente tiempo para eliminar residuos metabólicos, bacterias sobrantes y restos de alimentos no digeridos, regenerarse y prepararse para la siguiente comida?

Aquí está una de las grandes claves de la primavera: dar tiempo. Entre comida y comida, ofrece un margen real para que el intestino limpie y el hígado ordene. Entre el día y la noche, busca una rutina que permita al cerebro bajar revoluciones. Entre la actividad y el descanso, permítete ese ratito de paseo tranquilo que repara más de lo que parece.

Recuerda que nuestras células harán todo lo que sea necesario para cumplir su función ¡lo que sea que les exijamos! Aunque lleguen al agotamiento, o tengan que moverse y trabajar entre la basura que no han tenido tiempo de eliminar a su alrededor, porque no les hemos dejado un tiempo para poder hacerlo.

Y, cuando trabajan rodeadas de residuos —metabólicos, emocionales o de ambos—, rinden, sí, pero se desgastan. Exactamente igual que nosotros cuando no paramos nunca: cumplimos, pero cada día un poco peor. La primavera te invita a hacer lo sensato: limpiar el escenario y aflojar el ritmo para volver a brillar.

¿Cuál crees que es la mejor forma de ayudar a nuestras células? ¿Darles más combustible? ¿Darles otra tarea antes de entrar en esa reunión? ¿Tirarles el café en el teclado sin papel para limpiarlo? ¿Pedirles que toquen otro tema justo antes de empezar su actuación?

La única forma de ayudarlas es dejarlas en paz un rato, ¿no crees?

Ese «rato» tiene muchas formas: adelantar la cena y acostarte sin pesadez, espaciar desayunos/comidas cuando puedas, darte un paseo suave en lugar de picar algo por nervios, o, simplemente, cerrar el portátil y respirar. Son pausas sencillas que el cuerpo traduce como una ovación de alivio.

El fenómeno de la autofagia

En 2016, el biólogo japonés Yoshinori Ohsumi recibió el Premio Nobel en Medicina por descubrir algo espectacular, cómo nuestras células son capaces de limpiarse y regenerarse por sí mismas: el maravilloso mecanismo de la autofagia. ¡Limpiarse y regenerarse por sí solas! Una de las claves para que nuestro cuerpo se mantenga joven, sano y vital desde dentro.

La palabra viene del griego: *auto* (a sí mismo) y *phagein* (comer). Es decir, «comerse a sí mismas». Pero, aunque suene destructivo, es un proceso de reciclaje inteligente: la célula identifica sus partes dañadas —proteínas rotas, orgánulos defectuosos— y las degrada para transformarlas en energía o en piezas nuevas. Es como si una fábrica desmontara máquinas viejas y con sus piezas construyera otras más eficientes. Gracias a la autofagia, evitamos la acumulación de «basura celular» que acelera el envejecimiento y favorece enfermedades.

Y ¿de qué manera podemos favorecer de forma natural este fenómeno de la autofagia? Con cuatro acciones básicas:

- **Ayuna**: deja a tu cuerpo unas dieciséis horas sin comida para que tenga tiempo de reparar, en lugar de estar todo el rato trabajando en las digestiones.

- **Haz ejercicio moderado y de forma continuada**: provoca la activación de rutas metabólicas celulares que estimulan la limpieza interna. Aquí, la fuerza de voluntad es la clave, pero no hay opción, tienes que conseguirlo.

- **Procura tener un sueño profundo y reparador**: durante las horas de sueño el cuerpo es capaz de realizar gran parte de sus procesos de regeneración. Es la acción más difícil si eres de las personas que suelen tener problemas para conciliar el sueño. Intenta favorecerlo con cenas ligeras y de fácil digestión, no te vayas con el móvil a la cama ni te pongas a leer mensajes, correos o a deslizar con el dedo el flujo adictivo de publicaciones de Instagram o TikTok, que producen una increíble excitación cerebral difícil de frenar. En lugar de eso, lee un libro que te relaje, bebe alguna infusión relajante antes de acostarte a base de valeriana, pasiflora o de espino blanco, o toma alguna dosis de melatonina o magnesio. No es fácil, lo sabemos.

- **Consume antioxidantes**: neutralizan a los radicales libres capaces de dañar a nuestras células, y los tenemos a nuestro alcance en muchos de los vegetales que la naturaleza nos ofrece en esta época del año: espárragos, espinacas, acelgas, brócoli, zanahorias, rábanos, fresas, cerezas, albaricoques, kiwis.
- **Aprende a gestionar el estrés**. Cuando vivimos en alerta permanente, el exceso de cortisol interfiere en la autofagia, igual que si una fábrica estuviera en estado de emergencia y no pudiera parar de reparar máquinas. Los momentos de calma —respirar, meditar, pasear en silencio— son gasolina para este proceso de reciclaje.

Tres de estos pilares, los antioxidantes, el sueño y el ejercicio, son hábitos de fondo, de intentar mantener día a día. Pero el más efectivo, rápido en su actuación y el más sencillo y barato de hacer es… el ayuno. Es una herramienta potente que hay que emplear de forma puntual, un auténtico botón de reset para tus células.

No se trata de obsesionarse ni de convertirlo en moda pasajera. Se trata de entenderlo como un descanso fisiológico: si cada día exprimimos al máximo el aparato digestivo, nunca dejamos que haga sus otras tareas —reparar, regenerar, fortalecer defensas—. El ayuno intermitente bien planteado le regala al cuerpo ese espacio.

Uno de mis mejores maestros en salud comparaba las células, y el medio en el que viven, con peces en su pecera. Si ves que los peces están sin vitalidad, medio muertos, con alguno ya flotando de lado… ¿qué haces?, ¿les das más comida?, ¿más vitaminas?, ¿das unos golpes en la pared de la pecera para ver si espabilan? ¿No será mejor que cambies el agua y limpies esa pecera? Deja a tus peces tranquilos, no les des más cosas ni les exijas nada y limpia el medio en el que viven: deja de echar al agua más alimento y más productos, que seguramente tienes ya los filtros de depuración a punto de reventar. Es lógico, ¿no?

Piensa en esa pecera: su agua es nuestro medio interno, el «líquido» en el que viven las células. Si ese medio está saturado de toxinas, hormonas del estrés y restos de mala digestión, los peces (células) nadan a contracorriente, sobreviven, pero no pueden prosperar ni dar más de sí. El ayuno, el descanso y los antioxidantes producen el mismo efecto que cambiar el agua: todo se renueva, todo respira.

Hacer unas cuantas horas de ayuno, idealmente dieciséis horas seguidas, desde después de la comida del mediodía hasta el desayuno del día siguiente, es una forma muy sencilla y eficaz de dejar a las células tomar aire, de no hablarles y dejar que paren, que se recompongan, que se sacudan y alisen el traje, que cojan aire profundo y luego... ¡Hala! ¡A seguir con la faena!

Llámale ayuno, semiayuno o quedarse a dos velas, pero ponlo en práctica. De vez en cuando y sin dramas ni vueltas a la cabeza. Proponte hacerlo, por ejemplo, el último domingo de cada mes y, si puedes algún otro, mejor. ¿Qué te parece este mismo domingo? Inténtalo, que no pierdes nada y puedes ganar mucho.

Y si un día no puedes cumplirlo del todo, no pasa nada: escucha al cuerpo. Puedes hacerlo más corto, o simplemente cenar temprano y desayunar tarde. La flexibilidad convierte los hábitos en algo sostenible. Lo importante es el concepto: da espacio a las células para que respiren.

Limpieza de nuestro organismo

La primavera es, por tanto, una estación en la que el cuerpo entra de forma natural en un proceso de depuración para eliminar las toxinas acumuladas durante el invierno.

Este proceso de limpieza lo provocan y consiguen nuestras células y órganos de depuración a través de varios mecanismos de reciclaje interno: la autofagia y la eliminación a través de los riñones, la bilis y la piel. ¿Y cómo lo consiguen?

- El aumento de las horas de luz solar, de la temperatura ambiental y una mayor actividad física al aire libre activan el metabolismo, y la circulación sanguínea y el drenaje linfático mejoran, facilitando la eliminación de toxinas y metabolitos de desecho.

- Este incremento de la actividad física y el cambio en la alimentación hacia comidas menos calóricas, con mayor consumo de verduras frescas, ricas en fibra y con más antioxidantes hace que la respuesta a la insulina sea más eficiente, mejorando la utilización de la glucosa.

- Aumenta la ingesta de líquidos ya que, con el aumento de las temperaturas, el cuerpo pide más agua, lo que mejora la eliminación de toxinas por la orina y por la piel, ayudando a nuestros riñones en el proceso de depuración.

- Con la mayor exposición al sol, la producción de vitamina D mejora y, por tanto, la función de nuestro sistema inmune también lo hace.

A todo esto, se suma algo que pocas veces se menciona: la piel. En primavera, con una temperatura más alta y algo más de sudoración, este órgano se convierte en un auténtico «tercer riñón». A través del sudor eliminamos sales, metales y pequeñas toxinas. Por eso los paseos al aire libre, el ejercicio moderado e incluso algún baño de vapor o sauna suave, si la salud lo permite, son tan beneficiosos. La piel transpira, se limpia y ayuda a todo el organismo a resetearse.

No hace falta complicarse: escucha tu cuerpo. De pronto apetecen más ensaladas, más fruta fresca, menos guisos pesados… Son señales que te envía tu cuerpo. Si las ignoras y sigues con comidas muy grasientas, te sentirás más cansado, pesado y hasta con la piel apagada. Si las escuchas, el cuerpo responderá con energía y claridad mental.

Alimentos de primavera

A continuación, vamos a ver qué es lo que nos ofrece la naturaleza en primavera y qué alimentos son los más recomendables para nuestra salud celular.

FRUTAS FRESCAS Y DE TEMPORADA

La fruta de primavera es deliciosa y está llena de vitaminas, minerales y antioxidantes. Pero no abuses de ella. Combínala con verduras, proteínas de calidad y buenas grasas. La fruta contiene azúcares naturales, y el exceso nunca es bueno. Todo dependerá siempre de tu estado de salud.

- Naranjas, limones y mandarinas: ricos en vitamina C, ácido fólico y fibra, son un importante refuerzo para nuestro sistema inmune.
- Fresas, frambuesas, arándanos (ricos en polifenoles y antocianinas, importantes en la protección neuronal y vascular) y kiwis: son muy ricos en antioxidantes y en vitamina C.

- Cerezas: ricas en antocianinas, melatonina natural, triptófano y vitamina C. Son muy buenas para mejorar la calidad del sueño, la inflamación y la protección neuronal y vascular.

- Peras limoneras y Castell, nísperos, albaricoques («alberges» o «albérchigos» en Aragón), nectarinas, melocotones y manzanas: con abundante fibra como la pectina y muy ricos en vitaminas, antioxidantes y betacarotenos, son importantes para la piel y la vista.

- Piña, papaya y mango: se trata de frutas con gran contenido en agua, de fácil digestión y muy ricas en vitaminas C, A y ácido fólico.

- Melón y sandía: muy hidratantes y depurativos.

Un truco sencillo: Toma la fruta entera, no en zumo. Así aprovechas la fibra, evitas picos de azúcar en sangre y consigues un efecto saciante real. Y mejor aún si la combinas con un puñado de frutos secos o un yogur: constituye el equilibrio perfecto entre carbohidratos, proteínas y grasas saludables.

VERDURAS FRESCAS

Las verduras de primavera son ricas en fibra, vitaminas A, C, K y ácido fólico (vitamina B9) y minerales esenciales. Además, muchas de ellas poseen compuestos con efectos antiinflamatorios, antioxidantes y anticancerígenos. Son verduras que favorecen que tengamos una alimentación ligera y depurativa.

- Espinacas, acelgas, brócoli, lechuga y coliflor: ricas en fibra, vitaminas y minerales e ideales en dietas antiinflamatorias. El sulforafano que contienen el brócoli y la coliflor es un poderoso antioxidante, antiinflamatorio y anticancerígeno (mézclalo con mostaza y mastícalo bien, así se activa todavía más su acción).
- Espárragos: son diuréticos, ricos en fibra, folatos y glutatión (antioxidante natural). Resultan muy útiles en planes depurativos de primavera.

  Por si no lo sabes, el olor tan característico que aparece en la orina menos de una hora después de habértelos comido lo provocan los compuestos azufrados que se producen al digerirlos, y lo que pocos saben es que ¡no todos podemos captar este olor!, depende de si los receptores olfativos para esos compuestos te funcionan o no, y eso tiene que ver con tus genes.
- Pepino: es muy hidratante, bajo en calorías, contiene silicio y antioxidantes suaves. Ideal en dietas para mejorar la piel y la retención de líquidos. En la piel del pepino se concentra la mayor parte de los antioxidantes, por lo que conviene tomarlos sin pelar, pero bien limpios, y a poder ser de cultivos sin pesticidas.
- Zanahorias: son ricas en betacarotenos (provitamina A), importantes para la piel, la vista y el sistema inmunitario. Y no olvides que los betacarotenos se absorben

mejor cuando están acompañados de grasa, así que ¡échales aceite a esas zanahorias crudas! También aportan potasio y fibras solubles.

- Rábanos: como el brócoli, son ricos en glucosinolatos, que favorecen el trabajo del hígado y mejoran el metabolismo de los estrógenos, reduciendo la producción de metabolitos potentes y aumentando la de los menos activos, por lo que son muy interesantes en los tumores hormonodependientes como el de mama o el de endometrio. Come los rábanos crudos y el brócoli cuanto menos cocinado mejor, porque, si no, estos glucosinolatos tan beneficiosos se pierden.

- Remolacha: se trata de una fuente natural de nitratos, betacianinas (potentes antioxidantes responsables de su color intenso), ácido fólico, hierro y potasio. Mejora la circulación y el rendimiento físico gracias a su capacidad vasodilatadora. Proporciona antioxidantes que protegen la piel y fortalecen el sistema inmune. Apoya la salud del hígado y los riñones. Como dato curioso, el color intenso de la remolacha puede teñir la orina de color rojizo, un fenómeno que no produce ningún daño y que es conocido como «beeturia».

- Alcachofa: es un alimento que se consume desde finales de invierno hasta abril. Muy rica en inulina, una fibra que ayuda a mejorar la salud intestinal. Además, tiene cinarina, un compuesto que estimula la bilis, y esto ayuda a digerir mejor las grasas y el funcionamiento del hígado.

Cuando bebes agua después de comer alcachofas, ¿te sabe dulce? Es por la cinarina, que es capaz de sobreestimular los receptores gustativos de lo dulce, por lo que el cerebro capta durante un rato esa sensación. También tiene potasio, magnesio, importante en la función muscular, y compuestos antioxidantes que protegen las células.

La primavera es, además, un gran momento para redescubrir las hierbas frescas: perejil, cilantro, albahaca, menta... Aportan clorofila, aceites esenciales digestivos y un toque aromático que hace que las comidas ligeras resulten mucho más apetecibles.

LEGUMBRES LIGERAS

Como las lentejas, los garbanzos y los guisantes, que aportan buenas proteínas. Si no te sientan muy bien, prueba la lenteja roja, que, al no tener piel, es mucho más fácil de digerir.

Además, si las combinas con verduras de temporada y un buen chorro de aceite de oliva, resultan platos muy nutritivos y nada pesados. Puedes hacer desde cremas suaves de guisantes hasta ensaladas templadas con lenteja roja y espinacas frescas.

PROTEÍNAS ANIMALES

- Pollo o pavo, carnes magras fáciles de digerir.
- Pescados blancos y azules, una deliciosa fuente de omega 3.
- Huevos de calidad, que aportan proteínas de muy alto valor biológico y nutrientes como la luteína y la zeaxantina, antioxidantes muy interesantes en la prevención de la degeneración macular y en enfermedades cardiovasculares; y colina o vitamina B7, que ayuda a la función cerebral, el desarrollo cognitivo y la memoria, y que forma parte de la lecitina, que reduce los niveles de LDL-colesterol.

> **Consejo práctico**: En primavera apuesta más por cocciones suaves —al vapor, al horno ligero, a la plancha—. El exceso de frituras y rebozados genera más radicales libres y sobrecarga un hígado que ya está trabajando duro en la depuración.

FRUTOS SECOS, AGUACATES Y ACEITES VÍRGENES EXTRA

Aportan grasas saludables necesarias para todas nuestras células. Piensa en ellos como el «aceite» que engrasa el motor. Sin grasas de calidad no hay membranas celulares sanas, no hay hormonas equilibradas ni un sistema nervioso estable. Y, además, realzan el sabor de las comidas.

Importantísima en primavera para poder limpiar nuestro organismo. Toma agua con limón durante el día y añade de vez en cuando rodajitas de jengibre y hojas de menta, que mejoran la salud de tu sistema digestivo.

Y ¿cuánta agua? No hay cantidades fijas ni concretas. ¡Haz caso a tu cuerpo! Dale más que en invierno, por supuesto, pero no hace falta que te encharques, ¿eh? Regula tú lo que te parece lógico en tu día a día, en función de tu actividad, pero no te olvides de beberla, que estar bien hidratado es muy importante en primavera.

Una buena referencia práctica: observa tu orina. Si es clara y sin olor fuerte, vas bien hidratado. Si es oscura y con olor intenso, toca beber más. Es el mejor medidor natural, más fiable que cualquier norma general.

Probióticos en primavera

La primavera es un buen momento para tomar probióticos. En todo este proceso de limpieza, de depuración y despertar de nuestro organismo, está claro que el protagonista es nuestro intestino. Llegamos de un invierno con comidas más pesadas, con más calorías y con menos fibra. Hay un cambio metabólico importante y todo esto puede pasar factura a nuestras bacterias, las amigas que mantienen el equilibrio en la mucosa del intestino, protegiéndola, ayudando en digestiones y en la absorción de nutrientes, y manteniendo el maravilloso filtro que es la pared intestinal. Es el filtro que nos permite mantener fuerte y en buen estado a nuestro sistema inmune. Piensa que nuestra defensa principal ante muchas enfermedades empieza precisamente ahí, en nuestro intestino.

Por eso, en esta temporada, si tu punto débil está en el sistema digestivo, puede ser muy interesante tomar un probiótico durante 3-4 semanas para reforzar tu microbiota. Escoge un probiótico de amplio espectro, que contenga cepas como *Lactobacillus* y *Bifidobacterias*. Tómalo en ayunas o alejado de comidas, y mejor con bebidas no calientes.

Los probióticos no solo están en cápsulas: el yogur natural, el kéfir, el chucrut, el miso, la kombucha... son fuentes tradicionales de bacterias amigas. Y si, además, les das de comer «prebióticos» —fibra de frutas, verduras, legumbres y cereales integrales—, esas bacterias crecerán más y estarán más activas. Es como cuidar un jardín: no basta con plantar, hay que regar y abonar.

Notarás mejoría en tus digestiones, menos hinchazón, un mejor estado de tus defensas y de tu estado de ánimo y, en muchos casos, menor intensidad en los síntomas de las alergias típicas de primavera.

Si tu intestino está fuerte, que sepas que el resto de tu cuerpo también lo estará.

Recuerda e intenta cumplir estos cuatro pilares, que son importantes en primavera:

- **Semiayuno**: Hazlo algún día, por favor. Regálales a tus células este descanso para recuperar su energía. Cuando mejor te venga. Con un día al mes ya estás teniendo beneficios. Dieciséis horas seguidas. Si el semiayuno de no cenar te cuesta, haz una cena ligera como una sopa de verduras o un pescado blanco a la plancha o alguna verdura con poco aceite y, al día siguiente, en lugar de desayunar, toma infusiones y toda el agua que quieras durante las horas de ayuno. Seguro que te vas a sorprender de la vitalidad y agilidad mental que se consigue.

- **Agua con limón y jengibre**: Una ayuda muy sencilla que puede ser muy efectiva, porque hidrata, ayuda al hígado y los riñones, alcaliniza nuestro organismo y puede mejorar nuestra digestión. Hazlo a tu gusto, con más o menos limón o jengibre, añade si quieres unas hojas de menta, tómalo frío durante el día o templado en ayunas. Tiene que sentarte bien y apetecerte. Si no, no tiene sentido.

- **Probióticos**: Piensa en la posibilidad de tomarlos, pues la primavera es un momento muy bueno para equilibrar y fortalecer nuestra flora intestinal, mejorando así las funciones de depuración hepática, eliminación de residuos y refuerzo de nuestro sistema inmune.

- **Salir al aire libre**: La luz del sol estimula la vitamina D, esencial para las defensas y el ánimo. Caminar en un parque, tocar la tierra con las manos o simplemente sentarte unos minutos al sol tiene más efecto sobre tu salud de lo que imaginas.

La primavera es la estación del renacer, está claro, pero también la de limpiar, reciclar, equilibrar y reforzar nuestro organismo. Dale a tu cuerpo lo que te está pidiendo, porque lo necesita: un descanso a sus células con los semiayunos, fortalecer tu intestino con los alimentos que nos ofrece la naturaleza, ricos en fibra y antioxidantes, piensa, además, en la suplementación con probióticos adecuados, y que no te falte el agua, que sin ella poco vas a limpiar y depurar.

Piensa en tus células, mímalas, que tu salud depende de ellas.

Todo es una cadena, un engranaje perfecto. Pensemos en lo lógico y miremos a nuestro alrededor, a lo que cambia con nosotros de forma natural.

La naturaleza sabe lo que necesitamos y nos lo va ofreciendo, poco a poco, en cada estación. Solo tenemos que observarla y no dejarnos guiar por lo que nos propone la industria alimentaria.

¿No crees que es más lógico beber agua con limón que un refresco, por muy atractivo que te parezca? ¿No será mejor preparar tu propia ensalada con un buen aceite de oliva virgen extra que una ensalada con una salsa procesada?

Lo que la naturaleza nos ofrece de forma natural es justo lo que necesitamos.

Párate a pensar y permite que tu cuerpo pare también,

pues se tiene que limpiar, reparar, renovarse y seguir preparado para lo que venga.

Y estar sano no significa perfección, sino equilibrio. Permitirte algún exceso de vez en cuando, pero compensarlo después con hábitos que limpien, descansen y reparen. Igual que en la naturaleza un día de tormenta no estropea la primavera, un día distinto no rompe tu salud si el conjunto del camino es coherente.

Busca el equilibrio. Eso es la buena salud.

MENÚS Y RECETAS DE PRIMAVERA

Hemos elaborado un menú de siete días para darte unas cuantas ideas de platos para esta estación del año. Esperamos que este menú te sea útil para que puedas activar tu cuerpo en primavera gracias a tu alimentación sin sobrecargarlo, mejorar la sensibilidad a la insulina, apoyar la función biliar en su capacidad de depurar el hígado, predisponer a tus riñones para limpiar y eliminar líquidos acumulados, sentir cómo te desinflamas y cómo tu ánimo permanece estable.

Son recetas en las que destacan las hojas tiernas, los espárragos, el brócoli o las alcachofas, que hacen que la bilis sea más fluida y además favorecen la eliminación de líquidos, ya que empujan y mejoran las vías de limpieza. También contienen proteínas ligeras (pollo, pavo, huevos, pescados) de fácil digestión, que aportan vitamina B12, hierro, colina y triptófano, para mejorar el rendimiento de tu cerebro y tu sistema nervioso (adiós a la astenia primaveral); grasas saludables y ricas en omega 3, que dan elasticidad a las membranas de las células, reducen la inflamación y ayudan a mejorar los síntomas de las alergias primaverales; y frutas antioxidantes ricas en fibra, para proteger la piel y las arterias.

Recuerda que la primavera es una estación de limpieza y, para poder limpiar bien, lógicamente hay que beber agua, un poco más que en invierno, sin sobrecargar, ajustando las cantidades a tu actividad. Busca siempre el indicador más sencillo: que la orina sea clara. Alterna el agua con el agua con limón, jengibre y hojas de menta, con infusiones digestivas y otras relajantes para tomar por la noche (valeriana, pasiflora, espino blanco) que favorezcan el sueño reparador.

Los menús son un esquema, ideas de posibles recetas que puedes ir modificando o sustituyendo por platos más sencillos y sin tanta elaboración. Pero intenta que los ingredientes que recomendamos puedan aparecer en una u otra receta, pues están pensados para que aporten en conjunto todos los nutrientes necesarios para vivir una primavera en salud.

	COMIDA	**CENA**
Día 1	Ensalada de fresas con mango Chuletas de pavo a la plancha Yogur	Setas y trigueros con huevo poché Naranja o pera
Día 2	Crema fría de espárragos blancos con berberechos Rodaballo al horno Yogur	Chipirones a la plancha con mayonesa de pimientos 2 albaricoques
Día 3	Pollo con vegetales al pesto y mozzarella Fresas con plátano y zumo de naranja	Guisantes con jamón y huevo poché o a la plancha Yogur con nueces
Día 4	Brócoli con salsa de atún Salmón a la plancha Naranja o mandarinas	Rollitos de jamón con queso y pera Yogur o una pieza de fruta
Día 5	Ensalada de pollo y naranja Yogur con arándanos	Lubina con salsa de trigueros 2 kiwis u otra fruta
Día 6	Arroz con verduras, pesto y olivada Yogur	Ensalada de alcachofas con jamón Naranja o mandarinas
Día 7	Ensalada ilustrada Pollo asado Yogur con nueces	Ensalada de zanahoria y pepino Boquerones fritos Una fruta

Desayunos

El tipo de desayuno va a depender de cada uno. Hay gente que no desayuna, solo se toma un café. ¿Eso es malo? Pues no es ni malo ni bueno. Siempre se ha dicho que el desayuno es la comida más importante del día, pero esto no es del todo así. No desayunar es una forma de prolongar el ayuno nocturno, lo que te permite tener más claridad mental, mejorar la sensibilidad a la insulina y quemar más grasas. Pero si tienes problemas digestivos, no tomes solo un café; es irritante, y no es la bebida ideal en tu caso. O bien te tomas antes un buen vaso de agua o bien lo acompañas con algún alimento. Y, si necesitas desayunar, o te sienta fenomenal y te gusta, aquí tienes unos ejemplos que te pueden servir.

Para disfrutar de un buen desayuno en cualquier estación del año, puedes incluir estos alimentos, combinándolos como tú quieras:

- Café, té o infusiones con o sin leche o bebida vegetal.
- Tostada de un buen pan de masa madre o de harina integral sin refinar (acuérdate de masticarlo bien).
- Aceite de oliva virgen extra.
- Jamón, fiambre de pollo o de pavo, cecina, queso, atún o sardinas de lata.
- Aguacate, tomate, lechuga.
- Huevos.
- Yogur o kéfir, o yogur vegetal.
- Una fruta o unos frutos rojos.
- Algún fruto seco.

Juega con estos ejemplos. Un día puedes tomarte una tostada con aceite, tomate y jamón o con aguacate y una tortilla francesa. Otro día un yogur con nueces y frutos rojos. O un café con leche y una fruta o un yogur. Combínalos a tu gusto y averigua cuál es la combinación que mejor te va, tanto en cuanto a digestión como en cuanto a energía durante la mañana.

Y recuerda: más importante que «qué» desayunas es «cómo» lo haces. Siéntate, mastica bien, no lo engullas de pie con prisas. Ese momento marca el tono de la mañana.

DÍA 1

ENSALADA DE FRESAS CON MANGO

Ingredientes para 2 raciones

Vinagreta:
- ½ mango
- 4-5 fresas
- 1 cda. de vinagre de manzana
- 3 cdas. de AOVE
- sal y pimienta al gusto

Ensalada:
- lechuga, canónigos, rúcula...
- ½ mango
- 8-10 fresas
- 1 aguacate pequeño
- semillas
- 60-80 g de queso feta
- zumo de limón

Elaboración

1. Para la vinagreta, triturar ½ mango, 4-5 fresas, el AOVE, el vinagre, la sal y la pimienta hasta obtener una crema fina. Probar y ajustar de sal.
2. Cortar el aguacate en dados y mezclarlo con el zumo de limón, para evitar que se oxide.
3. Cortar ½ mango en dados, laminar 8-10 fresas y desmenuzar el queso feta.
4. Repartir las hojas en dos platos. Añadir los dados de mango, las fresas laminadas y el aguacate. Regar con la vinagreta. Terminar con el feta desmenuzado y las semillas.

CLAVES NUTRIVAZQUEZ

Una ensalada ideal para depurar, revitalizar y equilibrar el organismo tras el invierno. Las fresas y el mango aportan una potente dosis de vitamina C y antioxidantes que estimulan la formación de colágeno y protegen frente al estrés oxidativo típico de los cambios estacionales. El aguacate y el aceite de oliva virgen extra ofrecen grasas cardiosaludables que mejoran la absorción de vitaminas y ayudan a mantener la piel luminosa y el sistema hormonal en equilibrio. El queso feta y las semillas aportan proteínas ligeras, calcio y magnesio, nutrientes clave para la energía y la salud muscular.

CHULETAS DE PAVO A LA PLANCHA

Ingredientes para 2 raciones

- 4 chuletas de pavo
- AOVE, sal y pimienta
- tomillo (opcional)

Elaboración

1. Salpimentar las chuletas y, en una sartén bien caliente con muy poco aceite, cocinarlas por los dos lados.
2. Justo antes de sacarlas de la sartén, añadir el tomillo.

CLAVES NUTRIVAZQUEZ

El pavo es una carne magra rica en proteínas de alta calidad, triptófano y vitaminas del grupo B, nutrientes que favorecen la energía, el equilibrio del sistema nervioso y el buen ánimo. Su bajo contenido en grasa y colesterol la convierte en una opción ideal para esta estación, en la que el cuerpo busca ligereza y depuración tras el invierno.

Es perfecta para combinar con verduras verdes o ensaladas frescas, ayudando a activar el metabolismo y mantener la vitalidad durante la primavera.

SETAS CON TRIGUEROS Y HUEVO POCHÉ

Ingredientes para 2 raciones

- 1 yogur
- 2 cdtas. de zumo de limón
- ½ diente de ajo
- sal
- 10-12 puntas medianas de espárragos trigueros
- 1 cebolla pequeña
- canónigos al gusto
- 250 g de setas (aprox.)
- 2 huevos
- vinagre blanco, de vino o manzana
- AOVE, sal en escamas, pimentón y pimienta

Elaboración

1. Para la base: mezclar el yogur, el zumo de limón, el ajo muy picado y la sal. Reservar en frío.
2. Con ½ cda. de AOVE, saltear la cebolla a fuego medio-alto unos 2-3 min.
3. Añadir las setas y los trigueros, el resto del AOVE, la sal y la pimienta. Cocinar 6-8 min hasta que estén listos.
4. Para el huevo poché, poner agua a hervir en una sartén. Bajar el fuego y añadir un chorro de vinagre blanco. Cascar cada huevo en un cuenco y deslizarlos uno a uno al agua formando un remolino. Cocinar 2,5-3,5 min para obtener una clara cuajada y una yema cremosa.
5. Mezclar en un bol el AOVE con el pimentón y la pimienta.
6. Emplatar cubriendo la base del plato con una capa fina de salsa de yogur. Colocar los canónigos, repartir las verduras salteadas y poner el huevo poché encima. Rociar con el aceite preparado y la sal en escamas.

Un plato equilibrado y depurativo que combina proteínas ligeras, vegetales de temporada y fermentos naturales, ideal para acompañar la renovación del organismo en primavera.

Las setas y los trigueros aportan fibra prebiótica, antioxidantes y compuestos bioactivos que estimulan la función hepática y ayudan a eliminar toxinas. El huevo poché ofrece proteínas completas y colina, esenciales para la regeneración celular y la salud cerebral.

La base de yogur con limón y ajo añade un toque probiótico que favorece la microbiota intestinal y refuerza las defensas.

DÍA 2

CREMA FRÍA DE ESPÁRRAGOS BLANCOS CON BERBERECHOS

Ingredientes para 2 raciones

- 1 lata pequeña de berberechos
- 200 g de espárragos blancos de lata escurridos
- 100 g de mayonesa
- 15 g de AOVE
- pimienta negra molida al gusto
- unas gotas de vinagre balsámico

Elaboración

1. En el vaso de la batidora, añadir los espárragos, la mayonesa, un chorrito de AOVE, el líquido de los berberechos y la pimienta. Triturar hasta obtener una crema muy fina y, si queda espesa, ajustar con un poco de agua fría. Llevar a la nevera 30-60 min para que esté bien fría.
2. Repartir en 2 copas, decorar cada ración con 3-4 berberechos y terminar con unas gotas de vinagre balsámico.

CLAVES NUTRIVAZQUEZ

Los espárragos blancos favorecen la eliminación de líquidos y aportan fibra, potasio y ácido fólico (vitamina B9), nutriente esencial para la formación de nuevas células, el equilibrio del sistema nervioso y la salud vascular.

Los berberechos son una fuente excelente de hierro, zinc y vitamina B12, que ayudan a combatir el cansancio y refuerzan las defensas.

El toque de aceite de oliva virgen extra potencia la absorción de las vitaminas liposolubles y es fuente natural de ácidos grasos monoinsaturados y vitamina E, que protegen las membranas celulares y reducen la inflamación.

RODABALLO AL HORNO

Ingredientes para 2 raciones

- 1 rodaballo limpio, sin vísceras (1-1,2 kg)
- 3-4 dientes de ajo
- AOVE, sal y cayena al gusto

Elaboración

1. Precalentar el horno a 200 °C (con calor arriba y abajo).
2. Secar el rodaballo, salar por ambos lados y hacer 3 cortes oblicuos en el lomo (sin llegar a la espina). Colocar en la bandeja con papel sulfurizado y 1 cda. de AOVE.
3. Hornear 22-28 min según tamaño (≈ 25 min para 1 kg). La carne debe separarse fácilmente de la espina.
4. Mientras tanto, calentar 40-50 ml de AOVE a fuego medio. Añadir el ajo laminado y la cayena y dorarlos suavemente (que burbujee sin quemarse).
5. Al sacar el pescado, verter el aceite con los ajos por encima y servir enseguida.

CLAVES NUTRIVAZQUEZ

El rodaballo es un pescado blanco semigraso con una textura delicada y un perfil nutricional excelente para esta estación, pues aporta proteínas de alta calidad, omega 3, vitamina B12, selenio y fósforo, nutrientes que contribuyen al buen funcionamiento del sistema nervioso, la regeneración celular y la salud cardiovascular.

El toque de ajo y cayena estimula la circulación y aporta compuestos con efecto antibacteriano y antiinflamatorio, y, por supuesto, el aceite de oliva virgen extra, que es fuente de vitamina E y ácidos grasos monoinsaturados que protegen las membranas celulares.

CHIPIRONES A LA PLANCHA CON MAYONESA DE PIMIENTOS

Ingredientes para 2 raciones

- 450 g (aprox.) de chipirones bien limpios
- 120 g de pimientos del piquillo escurridos
- 1 huevo
- AOVE y sal
- vinagre o limón
- ajo
- escamas de sal

Elaboración

1. En una sartén con muy poco aceite, cocinar los chipirones con una pizca de sal, dejándolos dorados por fuera y tiernos por dentro.
2. Mientras tanto, preparar la mayonesa: batir un huevo con AOVE, sal, un poco de vinagre o limón y el ajo picado hasta que monte.
3. Incorporar los pimientos del piquillo y seguir batiendo hasta obtener una mayonesa cremosa.
4. Servir los chipirones recién hechos, añadir unas escamas de sal por encima (la sal negra queda genial) y acompañar con la mayonesa de pimientos. ¡Delicioso!

CLAVES NUTRIVAZQUEZ

Los chipirones son una fuente excelente de proteínas de alta calidad, selenio, fósforo y cobre, minerales que favorecen la energía celular y la protección antioxidante. Su bajo contenido en grasa los convierte en una opción ligera y digestiva, ideal para los meses de primavera.

La mayonesa de pimientos del piquillo aporta betacarotenos y vitamina C, potentes antioxidantes que estimulan la formación de colágeno y refuerzan las defensas naturales. El ajo y el aceite de oliva virgen extra suman compuestos bioactivos de acción cardioprotectora y antiinflamatoria.

DÍA 3

POLLO CON VEGETALES AL PESTO Y MOZZARELLA

Ingredientes para 2 raciones

- 400 g de contramuslos de pollo deshuesados cortados en tiras
- 120 g de espinacas baby
- 12-14 tomates cherry partidos a la mitad
- 125 g (1 bola) de mozzarella fresca, troceada
- 25 g de nueces, ligeramente picadas
- 2 cdas. colmadas de salsa pesto
- 1 cda. de AOVE para saltear + 1 cda. para aligerar el pesto
- ½ cdta. de sal fina
- pimienta negra al gusto
- ½ cdta. de pimentón
- 1 cdta. de orégano seco

Elaboración

1. Sazonar las tiras de pollo con sal, pimienta, pimentón y orégano, impregnándolas bien.
2. En una sartén amplia con 1 cda. de AOVE, cocinar el pollo a fuego medio-alto, en tandas si hiciera falta, hasta dejarlo dorado y jugoso. Retirar a un plato.
3. En la misma sartén, añadir los tomates cherry y las espinacas con una pizca de sal. Saltear 30-60 segundos: que la espinaca se ablande, pero que mantenga el color.
4. Apagar el fuego, incorporar la mozzarella y, de nuevo, el pollo.
5. Mezclar el pesto con 1 cda. de AOVE para hacerlo más fluido, verter por encima y espolvorear las nueces.

¡Listo! Seguro que vas a hacer este plato más de una vez.

Un plato completo y equilibrado, ideal en primavera, cuando el cuerpo necesita energía ligera, nutrientes regeneradores y alimentos frescos.

El pollo aporta proteínas magras, zinc y vitaminas del grupo B, esenciales para mantener la masa muscular y el equilibrio hormonal.

Las espinacas baby y los tomates cherry suman hierro, magnesio, potasio y antioxidantes que ayudan a depurar y a reducir la fatiga primaveral. La mozzarella fresca ofrece calcio y proteínas, mientras que las nueces y el pesto enriquecen el plato con grasas saludables, vitamina E y ácidos grasos omega 3, que protegen el sistema cardiovascular y mejoran el estado de ánimo.

GUISANTES CON JAMÓN Y HUEVO POCHÉ O A LA PLANCHA

Ingredientes para 2 raciones

- 300 g de guisantes frescos, congelados o de bote
- 1 cebolla pequeña
- 80 g de jamón, aprox.
- 2 huevos
- AOVE
- sal
- vinagre de vino blanco o de manzana
- sal en escamas

Elaboración

1. Cocinar los guisantes (según el tipo):
   - Frescos: cocer en agua hirviendo con sal 8-12 min (al dente). Escurrir y reservar ½ vaso del agua.
   - Congelados: hervir 3-5 min y escurrir, o echarlos directamente a la sartén con la cebolla y el jamón 6-8 min con un chorrito de agua.
   - De bote: escurrir y añadir a la sartén 2-3 min a fuego suave para que no se rompan.
2. En una sartén, pochar la cebolla con 1 cda. de AOVE y una pizca de sal a fuego medio 6-8 min. Añadir el jamón y los guisantes y cocinar 1 min más.
3. Cocinar el huevo a la plancha con muy poco aceite o preparar un huevo poché: en una sartén, poner agua a hervir, bajar el fuego y añadir un chorro de vinagre de vino blanco o de manzana. Hacer un remolino en el agua e insertar el huevo con cuidado. Cocinar 2-3 min hasta que la clara esté hecha y la yema, blanda.
4. Servir los guisantes en dos platos, colocar el huevo encima y terminar con sal en escamas y unas rayas de AOVE. Si se dispone de jamón en el congelador, rallar por encima. ¡Queda genial!

¡Vamos a disfrutar!

Los guisantes son una legumbre fresca muy depurativa y rica en proteínas vegetales, fibra, hierro, magnesio y ácido fólico, nutrientes que ayudan a activar el metabolismo y fortalecer el sistema inmunitario.

El jamón aporta un extra de proteínas de alto valor biológico y zinc, y el huevo completa el plato con colina, vitamina D y antioxidantes (luteína y zeaxantina) que benefician la función ocular y cerebral.

El aceite de oliva virgen extra realza el sabor y contribuye con vitamina E y ácidos grasos saludables.

DÍA 4

BRÓCOLI CON SALSA DE ATÚN

Ingredientes para 2 raciones

Para la salsa de atún:
- 2 huevos duros
- 1 lata pequeña de atún en aceite (60-80 g escurrido)
- 2 filetes de anchoas en aceite
- 1 cdta. de alcaparras; enjuagadas, si son muy saladas
- 1 cda. de zumo de limón
- 1-1½ cdas. de AOVE
- 2-3 cdas. de agua fría, para ajustar textura
- sal y pimienta negra al gusto

Para el brócoli salteado y acabado:
- 1 cda. de AOVE
- 2-3 dientes de ajo, laminados
- una pizca de cayena desmenuzada (opcional)
- 400 g de brócoli (ramilletes pequeños)
- 1 lata pequeña de atún en aceite (60-80 g escurrido)
- 20 g de almendra laminada o picada
- sal al gusto

Elaboración

1. Para la salsa de atún: en el vaso de batir, colocar 2 huevos duros, el atún escurrido, las anchoas, las alcaparras, el zumo de limón, AOVE y 2 cdas. de agua. Triturar hasta que quede una crema suave. Ajustar de sal y pimienta y, si la salsa está poco fluida, añadir un poco más de agua.
2. Calentar 1 cda. de AOVE a fuego medio-alto en una sartén amplia. Añadir el ajo y dorar 30-60 segundos. Incorporar el brócoli, la sal y la cayena y saltear 6-8 min moviendo a menudo hasta que esté tierno-crujiente y algo dorado.
3. Servir el brócoli en dos platos, repartir el atún desmenuzado, espolvorear la almendra y poner la salsa de atún por encima.

Si creías que no te gustaba el brócoli…, pruébalo así, porque ¡te va a encantar!

El brócoli destaca por su alto contenido en vitamina C, ácido fólico, calcio vegetal y compuestos azufrados (como el sulforafano), que estimulan la función hepática y la eliminación de toxinas, ayudando al organismo en el proceso natural de limpieza primaveral. Si le pones mostaza potencias la acción del sulforafano.

La salsa de atún aporta proteínas de calidad, ácidos grasos omega 3 y vitamina D, que favorecen la regeneración celular y el equilibrio hormonal.

Las anchoas y alcaparras añaden minerales como el yodo y el zinc, importantes para el equilibrio hormonal, la función tiroidea y el buen funcionamiento del sistema inmune.

SALMÓN A LA PLANCHA

Ingredientes para 2 raciones

- 2 filetes de salmón fresco (150-180 g)
- AOVE y sal
- salsa de soja o mostaza (opcional, para untar el pescado)
- 1 cdta. de eneldo fresco o seco
- limón (opcional)

Elaboración

1. Preparar el salmón: secar los filetes con papel y salar por ambos lados. Opcional: untar muy ligeramente con soja o mostaza.
2. Poner una sartén/plancha a fuego medio-alto con 1 cda. de AOVE. Cuando esté bien caliente, colocar el salmón con la piel hacia abajo (si la tiene). Hacer por los dos lados (más rato por el primer lado que por el segundo). Tiene que quedar dorado por fuera y poco hecho por dentro
3. Espolvorear eneldo por encima (y limón, si te gusta).

¡Listo para disfrutar!

CLAVES NUTRIVAZQUEZ

El salmón es un alimento clave para esta estación gracias a su aporte de proteínas de alta calidad y ácidos grasos omega 3, que ayudan a reducir la inflamación, a mejorar la circulación y a mantener la piel luminosa tras el invierno.

Contiene, además, vitamina D, selenio y yodo, nutrientes que favorecen el equilibrio hormonal, la función tiroidea y la salud del sistema inmunitario.

El eneldo potencia la digestión y aporta compuestos antioxidantes, y el aceite de oliva virgen extra suma vitamina E y grasas monoinsaturadas protectoras del corazón.

ROLLITOS DE JAMÓN CON QUESO Y PERA

Ingredientes para 2 raciones

- 80 g de queso azul (roquefort/gorgonzola) desmenuzado
- 1 pera pequeña, en taquitos finos
- 20 g de nueces troceadas
- 2-3 cdas. de zumo de naranja
- 1 cdta. de mostaza (de Dijon o antigua)
- Jamón cocido en lonchas
- 20-30 g de canónigos o rúcula
- 1-2 cdtas. de harina de almendra, si queda demasiado fluido

Elaboración

1. Para el relleno, en un bol, mezclar el queso azul, la pera, la mostaza y el zumo de naranja. Incorporar las nueces. Si la mezcla queda muy fluida, añadir harina de almendra poco a poco hasta obtener una crema espesita.
2. Cortar cada loncha de jamón en rectángulos. Colocar un puñadito de rúcula/canónigos y 1-1½ cda. de relleno. Enrollar para que quede ajustado y sujetar con palillos.
3. Mantener 10-15 min en la nevera para que se asienten y servir frío.

No dejes de probar estos rollitos que... ¡son tremendos!

CLAVES NUTRIVAZQUEZ

Un entrante ligero y lleno de contrastes, ideal para esta estación en la que el cuerpo busca ligereza, frescor y equilibrio entre dulce y salado.

La pera aporta agua, fibra soluble y antioxidantes, ayudando a la hidratación y depuración renal.

El queso azul y las nueces ofrecen proteínas, calcio y ácidos grasos omega 3, que favorecen la salud ósea, cerebral y cardiovascular.

El jamón cocido completa el plato con proteínas magras y hierro, mientras que la mostaza y el zumo de naranja estimulan las enzimas digestivas y aportan vitamina C, que mejora la absorción del hierro.

DÍA 5

ENSALADA DE POLLO Y NARANJA

Ingredientes para 2 raciones

- 350-400 g de contramuslos de pollo deshuesados
- 1 naranja grande
- 70-80 g de brotes tiernos
- 25 g de nueces troceadas
- 40-50 g de queso manchego curado en lascas
- 2 cdas. de AOVE para la vinagreta + 1 cda. para el pollo
- 1 cda. de vinagre de vino
- ½ cdta. de sal fina
- ¼ cdta. de pimienta negra
- zumo de naranja

Elaboración

1. Salpimentar los contramuslos de pollo deshuesados y, en una sartén con un poquito de AOVE, dorarlos muy bien por los dos lados.
2. Cortar la naranja en rodajas finas y colocarla como base en el plato.
3. En la sartén donde se ha cocinado el pollo, mezclar un poquito de vinagre de vino, zumo de naranja y los brotes tiernos.
4. Servir los brotes encima de la naranja, el pollo cortado a tiras, un poco de queso manchego laminado, unas nueces y un chorrito de AOVE y ¡listo!

CLAVES NUTRIVAZQUEZ

El pollo aporta proteínas magras, hierro y vitaminas del grupo B, que ayudan a mantener la masa muscular y el metabolismo activo. La naranja suma vitamina C, flavonoides y antioxidantes que fortalecen el sistema inmunitario y mejoran la absorción del hierro del pollo.

Las nueces y el AOVE añaden grasas saludables, vitamina E y omega 3, con efecto cardioprotector y antiinflamatorio, mientras que el queso manchego curado completa el plato con calcio y sabor umami. Los brotes tiernos aportan clorofila y fibra, facilitando la digestión y la depuración hepática.

LUBINA CON SALSA DE TRIGUEROS

Ingredientes para 2 raciones

- 2 lomos de lubina de 160-180 g cada uno
- 250 g de espárragos trigueros
- 150 g de champiñones (laminados)
- 150 g de tomates cherry, unos partidos por la mitad y otros no
- 1 huevo duro
- 3 cdas. + 1 cdta. de AOVE para la plancha
- ½ cdta. de sal fina
- 60-80 ml de agua o caldo suave (para la salsa)
- unas gotas de limón y perejil picado (opcional)

Elaboración

1. Cocinar los espárragos trigueros en la sartén o en la freidora de aire durante 15 min a 180 °C. Separar las puntas de los espárragos y reservar.
2. Saltear los champiñones en una sartén con un poco de AOVE y, en otra sartén, calentar los tomates cherry.
3. En un vaso de batir añadir los espárragos troceados, el huevo duro, un chorrito de AOVE y sal; triturar bien hasta tener una mezcla homogénea. Si queda demasiado espesa, corregir con un poquito de agua o caldo.
4. Lavar y secar bien las lubinas. Sazonar por ambos lados y cocinar en una sartén, dorando bien la piel.
5. Para emplatar, colocar la crema de espárragos en la base del plato, poner la lubina encima y distribuir alrededor los champiñones, los tomates cherry y las puntas de espárragos. Decorar añadiendo por encima un hilo de AOVE. También se pueden echar unas gotas de limón y perejil picado.

La lubina es un pescado blanco con proteínas magras, yodo, fósforo y vitamina B12, que favorece la función tiroidea, la regeneración celular y el equilibrio metabólico.

Los espárragos trigueros y los champiñones aportan fibra, potasio, ácido fólico y compuestos azufrados, con acción diurética y detoxificante, mientras que los tomates cherry aportan vitamina C y licopeno, antioxidantes que refuerzan las defensas.

El aceite de oliva virgen extra y el huevo duro completan el plato con grasas saludables y colina, esenciales para la salud cardiovascular y cerebral.

DÍA 6

ARROZ CON VERDURAS, PESTO Y OLIVADA

Ingredientes para 2 raciones

- 160 g de arroz basmati (seco)
- 480 ml de agua (3 partes por 1 de arroz)
- ½ cdta. de sal fina
- ¼ de cdta. de pimienta negra
- 2 cdas. de salsa pesto
- 1 cda. de olivada (tapenade de aceituna)
- 200 g de brócoli (ramilletes pequeños)
- 150 g de champiñones (laminados)
- 1 cebolla pequeña
- 150 g de tomatitos (mitades)
- 1 cda. de AOVE
- 1 cdta. de vinagre de manzana
- 1 cdta. de vinagre balsámico
- una pizca de sal
- 1-1½ cda. de AOVE
- un buen puñado de albahaca fresca
- 1 lima en rodajas

Elaboración

1. En una sartén amplia con tapa, añadir en frío el arroz, la sal, la pimienta y el agua. Llevar a ebullición.
2. Cuando lleve 4 min hirviendo, incorporar el pesto y la olivada. Mezclar, tapar y cocinar 6 min a fuego medio-suave.
3. Mientras, en un bol, mezclar el brócoli, los champiñones, la cebolla y los tomatitos con el AOVE, los dos vinagres y la sal.
4. Pasados los 6 min, repartir las verduras sobre el arroz, tapa de nuevo y cocina 7-8 min más, hasta que el arroz esté tierno y el líquido absorbido.
5. Apaga el fuego. Añade el AOVE final, la albahaca y rodajas de lima. Deja 2 min de reposo y sirve.

¡A disfrutar!

Un plato lleno de color, antioxidantes y grasas saludables, perfecto para esta estación en la que el organismo necesita alimentos que favorezcan la depuración.

El arroz basmati aporta hidratos de carbono de absorción lenta, que sostienen la energía sin generar picos glucémicos.

Las verduras de primavera —brócoli, champiñones, cebolla y tomatitos— son ricas en fibra, potasio, vitamina C y compuestos azufrados, que ayudan a eliminar toxinas y equilibrar el metabolismo hepático.

El pesto y la olivada suman grasas monoinsaturadas, vitamina E y polifenoles, con potente acción antiinflamatoria y antioxidante.

El toque final de lima y albahaca fresca estimula la digestión del plato.

ENSALADA DE ALCACHOFAS CON JAMÓN

Ingredientes para 2 raciones

Vinagreta:
- 3 cdas. de AOVE
- 2 cdas. de zumo de naranja
- 1 cda. de zumo de limón
- 1 cdta. de vinagre de manzana
- 2 cdas. de yogur natural
- ¼ de cdta. de pasta de wasabi (ajustar al gusto)
- ¼ de cdta. de sal
- pimienta negra al gusto

Ensalada:
- 4 alcachofas frescas medianas (solo la parte tierna)
- agua con limón: 1 bol de agua fría + ½ limón exprimido (para que no se oxiden)
- 60 g de canónigos
- 40 g de jamón serrano en virutas
- 30 g de queso (parmesano o manchego curado), en lascas
- 20 g de nueces, troceadas
- aceite para freír las alcachofas
- sal fina para las alcachofas

Elaboración

1. Para la vinagreta, mezclar el AOVE, los zumos, el vinagre, el yogur, el wasabi, la sal y la pimienta hasta emulsionar. Reservar en frío.
2. Pelar las alcachofas hasta llegar a las hojas tiernas, cortar a lo largo en láminas finas (2-3 mm) y sumergirlas en agua con limón.
3. Secar muy bien las láminas. Freír en abundante aceite 2-3 min hasta que queden doradas y crujientes. Escurrir sobre papel y salar ligeramente.
4. Repartir los canónigos, añadir las virutas de jamón, las alcachofas crujientes, las lascas de queso y las nueces. Aliñar con la vinagreta justo antes de servir.

No te pierdas esta ensalada porque, de verdad, merece la pena.

Una ensalada sorprendente llena de contrastes, sabor y propiedades depurativas, perfecta para la primavera.

Las alcachofas frescas son protagonistas de la primavera: ricas en cinarina, potasio y fibra, ayudan a estimular la función del hígado y la vesícula biliar, favoreciendo la digestión de las grasas y la eliminación de toxinas.

El jamón serrano aporta proteínas de alta calidad y hierro, mientras que el queso curado y las nueces enriquecen el plato con calcio, magnesio y ácidos grasos saludables.

La vinagreta con yogur, cítricos y wasabi combina probióticos, vitamina C y compuestos picantes naturales que activan el metabolismo y mejoran la absorción de nutrientes.

DÍA 7

ENSALADA ILUSTRADA

Ingredientes para 2 raciones

- lechuga (romana, hoja o mezcla)
- 2 tomates medianos, en gajos o dados
- atún en lata (en aceite o escabeche)
- 1 aguacate pequeño
- 2 huevos duros picados
- aceitunas rellenas de anchoa

Aliño:
- AOVE
- 1 cda. de vinagre de vino o de manzana
- sal fina al gusto

Elaboración

1. En un bol o fuente añadir la lechuga y los tomates troceados, el atún en aceite o en escabeche, el aguacate en pequeños trozos, el huevo duro picado y las aceitunas.
2. Aliñar con AOVE, sal y vinagre de vino o de manzana. Mezclar muy bien y ¡listo!

CLAVES NUTRIVAZQUEZ

Proteínas, grasas saludables y antioxidantes, ideal para acompañar la primavera.

La lechuga y el tomate aportan agua, potasio, licopeno y fibra, favoreciendo la hidratación y la depuración del organismo. El atún y los huevos duros ofrecen proteínas de alta calidad, hierro y vitaminas del grupo B, que ayudan a mantener la energía y la función cognitiva.

El aguacate y el aceite de oliva virgen extra suman grasas monoinsaturadas y vitamina E, que protegen las membranas celulares y aportan saciedad. Las aceitunas enriquecen el plato con polifenoles antioxidantes y sodio natural, estimulando la digestión y el equilibrio mineral.

POLLO ASADO

Ingredientes para 4 personas

- 1 pollo entero bien limpio
- AOVE, sal, pimienta y unas hierbas provenzales
- 1 limón
- 4 dientes de ajo
- 1 pastilla de caldo de pollo
- vino blanco o cognac

Elaboración

1. Lavar y secar bien el pollo. Poner sal, pimienta y las hierbas elegidas por toda la superficie. Impregnarlo todo con aceite.
2. Meter dentro del pollo un limón en cuatro trozos, los dientes de ajo machacados y sin pelar y una pastilla de caldo de pollo.
3. Envolver el pollo en papel de aluminio o, mejor, en papel de horno. Meterlo en el horno a unos 200 ºC durante unos 90 min.
4. Pasado ese tiempo, desenvolver, añadir un chorro de vino blanco o cognac y meterlo de nuevo al horno unos 15 min o hasta que la piel esté crujiente.

CLAVES NUTRIVAZQUEZ

El pollo asado es una receta sencilla y equilibrada que aporta proteínas de alta calidad, hierro y vitaminas del grupo B.

El ajo y el limón aportan compuestos con efecto antioxidante, antibacteriano y depurativo, que estimulan la función hepática y ayudan a eliminar toxinas acumuladas durante el invierno.

Las hierbas provenzales —tomillo, romero, orégano— contienen aceites esenciales que favorecen la digestión y la circulación, mientras que el aceite de oliva virgen extra añade vitamina E y grasas saludables que protegen las membranas celulares.

ENSALADA DE ZANAHORIA Y PEPINO

Ingredientes para 2 raciones

- 2 zanahorias medianas, en láminas finas
- 1 pepino mediano, semipelado y en medias lunas
- 2 cdas. de pipas de calabaza

Vinagreta con wasabi:
- 2 cdas. de AOVE
- 1 cda. de vinagre de manzana
- 2 cdas. de zumo de naranja
- 1 cda. de zumo de limón o lima
- ¼ de cdta. de sal fina
- 1 cdta. de pasta de wasabi (ajustar al gusto)

Elaboración

1. Cortar las zanahorias en láminas finas con el pelapatatas, y cortar el pepino semipelado en medias lunas (rodajas por la mitad).
2. Hacer una vinagreta con AOVE, vinagre de manzana, zumo de naranja y de limón o lima, sal y la pasta de wasabi.
3. Emulsionar bien y añadir la vinagreta sobre las zanahorias y el pepino, junto con unas pipas de calabaza.

¡Deliciosa! Y, si te va el picante, ponle más wasabi.

CLAVES NUTRIVAZQUEZ

Una ensalada ligera, refrescante y depurativa.

La zanahoria aporta betacarotenos, precursores de la vitamina A, fundamentales para proteger la piel y las mucosas.

El pepino es muy rico en agua, silicio y potasio, lo que favorece la hidratación y la eliminación de líquidos.

La vinagreta cítrica con wasabi estimula el metabolismo y mejora la digestión gracias a su combinación de vitamina C, enzimas y compuestos picantes naturales.

Las pipas de calabaza, por su contenido en magnesio, zinc y ácidos grasos saludables, refuerzan el sistema inmunitario y equilibran el estado de ánimo.

BOQUERONES FRITOS

Ingredientes para 2 raciones

- 350-400 g de boquerones limpios, sin tripas
- harina de arroz (o harina de trigo/garbanzo) para rebozarlos
- ½ cdta. de sal fina
- AOVE

Elaboración

1. Salar y enharinar muy ligeramente con harina de arroz los boquerones bien limpios (puedes emplear otras harinas). Una opción es poner los boquerones en un tupper con un poco de harina y agitarlos.
2. Freír en abundante AOVE, lo justo para que se doren, unos 30 segundos como mucho, y ¡listos para servir y disfrutarlos!

CLAVES NUTRIVAZQUEZ

Se puede decir que los boquerones son uno de los pescados más saludables y representativos de la dieta mediterránea, ideales para esta época del año por su aporte de proteínas de alta calidad, calcio y ácidos grasos omega 3, que favorecen la salud cardiovascular, cerebral y articular. Su contenido en vitamina D y fósforo ayuda a mantener huesos y músculos fuertes, y su perfil graso antiinflamatorio contribuye a regular el estado de ánimo y la concentración.

SALUD EN VERANO

El verano es la estación del año en la que, podríamos decir, vivimos hacia fuera. Pasamos más tiempo en la calle que en casa, tanto física como mentalmente. Los días son más largos, el sol y el calor están presentes de forma constante y con intensidad. Nuestro ritmo vital cambia: también lo hacen nuestros horarios y la carga de trabajo, hay más comidas al aire libre y, si estamos de vacaciones, tenemos más encuentros sociales, lo que supone otro tipo de alimentos y bebidas.

En España, parece que en el mes de agosto el mundo se detenga. Todo se paraliza. ¿Cuántas veces tenemos que posponer gestiones porque es imposible que nadie te atienda? Hay fiestas por todas partes, comidas y cenas populares, verbenas hasta las tantas. En la montaña hacemos excursiones que no somos capaces de hacer el resto del año. En la playa, pasamos horas bajo el sol para broncearnos y vernos mucho más atractivos, aunque digamos que lo hacemos porque disfrutamos sintiendo ese sol «abrasador». Disfrutar es bueno, sí, pero con cabeza. Si sumamos sol + sueño corto + alcohol + comidas copiosas, la factura llega en forma de cansancio plano, digestiones pesadas, piel apagada y más «antojo de dulce» por pura fatiga. La buena noticia: es fácil compensar todo esto con gestos sencillos y oportunos (te los iremos marcando).

Esa «vida hacia fuera», además, es mucho más que una sensación: el calor y la luz prolongada invitan a abrir ventanas, a moverse y a socializar. Pero el cuerpo no se limita a acompañarnos: se reorganiza. Baja revoluciones donde sobran (en la producción de calor interno) y las sube donde hacen falta (en la transpiración y la redistribución del flujo sanguíneo). Por eso en verano nos sienta tan bien todo lo que alivia, hidrata y refresca.

Nuestro cuerpo nota estos cambios a los que le sometemos y se adapta, ¡como siempre! Y lo hace modificando su metabolismo para que nosotros estemos sanos o, más bien, que el conjunto de células de nuestro cuerpo viva perfectamente y tenga un entorno ideal para poder realizar su actividad, a pesar de lo que esté pasando afuera.

Piensa en ello como en un equipo técnico tras el escenario: mientras tú bailas, tus células ajustan luces, sonido y temperatura interna para que todo salga bien. Si tú ayudas un poco —hidratándote, comiendo ligero, buscando sombra y descanso—, el espectáculo sale redondo.

Por ejemplo, con el calor, lo más importante es mantener nuestra temperatura interna constante, a unos 37 grados centígrados. Y, aunque el termómetro de la calle esté marcando 42 grados, nuestras células van a encargarse de conseguir que nuestra temperatura interior no suba: se produce una vasodilatación periférica en la que redistribuimos el flujo sanguíneo hacia la piel para disipar el calor. Por eso la tensión arterial baja tanto, pues, al dilatarse los vasos sanguíneos, el corazón no tiene que hacer tanta fuerza para mandar la sangre por ellos.

También vamos a sudar más, ya que necesitamos refrescar nuestra piel con la evaporación del sudor. Y nuestras células, al notar la pérdida de agua y electrolitos, van a provocar que tengamos sed y bebamos más. ¡Y tenemos que hacerlo! Si no, podemos sufrir un golpe de calor.

Con el calor exterior elevado, el cuerpo también reduce la termogénesis, es decir, baja la producción de calor interno. Como consecuencia, el metabolismo basal también disminuye, pues ya no necesita tanta energía, tanto fuego interior para mantener la temperatura corporal.

Preferimos, entonces, comidas mucho más ligeras, más bajas en calorías y, por tanto, más bajas en grasas. Priorizamos frutas, ensaladas, verduras, líquidos y comidas y bebidas frías. Es lo que nuestro organismo necesita.

Estas respuestas automáticas son pura inteligencia biológica. La vasodilatación acerca la sangre a la piel para que «ventilemos» mejor; el sudor, al evaporarse, roba calor y enfría; el apetito de ensaladas y frutas no es capricho: aportan agua, potasio, vitamina C y antioxidantes que neutralizan el exceso de radicales libres del sol. Si escuchas estas señales y las sigues, el cuerpo te lo agradece con claridad mental, energía estable y un sueño más reparador.

Unos pequeños consejos prácticos

- **Antes de salir**: bebe un vaso de agua (o agua con unas gotas de limón) + lleva gorra o sombrero + aplica protección solar.
- **Durante el día**: bebe sorbos frecuentes; pica fruta entera (sandía, melón, melocotón) entre horas; busca sombra de vez en cuando.
- **En la mesa**: más crudo/templado que muy caliente; proteínas fáciles (pescado, huevo, legumbres en ensalada); grasas nobles (AOVE, aguacate).
- **Al caer la tarde**: baja el ritmo, hidrátate otra vez, y, si vas a trasnochar, cena pronto y ligero.

En verano, por el aumento de las horas de luz, nuestro ritmo circadiano y nuestra producción de hormonas también cambian. Esto hay que tenerlo en cuenta, pues influye mucho en la calidad de nuestra salud en vacaciones y en cómo nos enfrentamos después a nuestra vida normal y al otoño.

En verano producimos menos melatonina, ya que esta se sintetiza durante el sueño, y en esta época solemos acostarnos más tarde y hay menos horas de oscuridad. Nuestro «reloj maestro» se ajusta con la luz que entra por los ojos: si anochece tarde y añadimos pantallas, retrasamos la señal de sueño. Como consecuencia vamos acumulando fatiga, picamos más por la noche, estamos más irritables, la resistencia a la insulina aumenta y perdemos uno de los antioxidantes naturales más importantes: la melatonina. Todo ello nos hace más vulnerables al estrés oxidativo.

También hay que tener en cuenta el cortisol, la hormona que nos activa por las mañanas y que va decreciendo durante el día hasta ser frenada por la melatonina. Al acostarnos más tarde, lo mantenemos más tiempo activo, lo que nos lleva a dormir peor, acumular más cansancio y a aumentar la resistencia a la insulina y la grasa abdominal.

Las cenas en verano, además, se prolongan muchas veces más tiempo de lo habitual, en el horario con menor sensibilidad a la insulina, ya que somos más sensibles a ella por la mañana que por la noche. Esto, sumado a ese aumento de cortisol, hace que se favorezca la fabricación de grasa abdominal.

Tres trucos para cenas tardías inevitables (fiestas, cena con amigos):
1. **Prioriza la proteína con pocos vegetales** y **nada de harina y azúcar**.
2. **Camina 10–15 minutos** después de cenar: mejora el manejo de glucosa.
3. **Agua entre copas** (1 bebida alcohólica ↔ 1 vaso de agua): tendrás menos picos y un mejor sueño.

El verano es, por tanto, una estación en la que intentamos disfrutar al máximo, pero también una época de mucho desgaste si no sabemos cuidarnos. Debemos tener muy claro que es importantísimo beber más agua de lo habitual para mantener la hidratación de nuestras células y vigilar también lo que comemos.

No es solo «agua»: con el sudor también pierdes **sales**. Así puedes evitarlo:
- Sube el **potasio** con tomate, pepino, sandía, melón, albaricoque, plátano.
- Añade **un pellizco de sal** a las comidas si sudas mucho.
- En días de calor o tras hacer ejercicio: bebe **agua + chorrito de limón + una pizca de sal**. Sencillo y eficaz.
- Señal casera: si tu orina es pajiza clara, tu hidratación es correcta. Si es oscura, te falta agua.

La medicina tradicional china asocia el verano al elemento Fuego, que está relacionado con el corazón y el intestino delgado. Es una época de mucha vida, de máxima vitalidad y energía, lo que puede sobrecargarnos y agotarnos, y por tanto oxidarnos, si no cuidamos el equilibrio. El exceso de sol, las pocas horas de sueño, las comidas copiosas o el exceso de alcohol pueden pasarnos factura, favoreciendo el desgaste, el estrés oxidativo y el daño celular. Pero podemos compensar todo este daño intentando respetar los ritmos de descanso, buscar momentos de calma y de sombra, hacer comidas ligeras y beber más de lo habitual. «Elemento Fuego»… habrá, entonces, que beber más agua para apagarlo, ¿no? Tenemos que realizar pequeñas acciones que nos permitan disfrutar del verano sin acabar «quemados».

La naturaleza, de nuevo, nos muestra y nos ofrece lo que necesitamos en cada momento. En verano, necesitamos alimentos ricos en agua, minerales y antioxidantes, para compensar las pérdidas que tenemos a través del sudor. Si no, perderíamos nuestro equilibrio interno. Estos son alimentos que precisamente apetecen con el calor, alimentos que hidratan, comidas frías que compensan el calor, que son antiinflamatorias y que nos protegen de la oxidación, del daño celular.

Alimentos de verano

- Las frutas como la **sandía y el melón**, muy ricas en agua. **Albaricoques, melocotones, nectarinas y paraguayos**, con betacarotenos, que son los precursores de la vitamina A, fundamental para proteger nuestra piel de la oxidación del sol. **Cerezas, higos y uvas**, con polifenoles, fantásticos antioxidantes. **Limones y limas**, alcalinizantes y fuente de vitamina C. Un par de «trucos de cocina» para potenciar su efecto:
  - **La fruta entera** (no en zumos): al contener fibra y masticarse se producen menos picos de azúcar.
  - **El melocotón y el albaricoque:** mejor si en la misma comida hay **aceite o yogur**, ya que la grasa ayuda a absorber carotenoides.
- Hortalizas como los fantásticos **tomates**, que son ricos en licopenos (elige los más rojos y, si los compras verdes, que no maduren en la nevera, que así contendrán más licopeno), grandes antioxidantes, anticancerígenos y protectores cardiovasculares. El licopeno se absorbe mejor si le añades al tomate una grasa saludable como el aguacate, las semillas o el aceite de oliva virgen extra. **Pepinos**, hidratantes y buena fuente de potasio. **Berenjenas, lechuga, rúcula, cebollas… y pimientos**, con gran contenido en vitamina C.
  - **Gazpacho diario:** buen aporte de agua y de licopeno, más biodisponible al contener aceite de oliva virgen extra.

- o **La berenjena** mejor **a la plancha o al horno**, que frita absorbe mucho aceite.
- o **Pimiento** crudo o poco hecho para conservar la vitamina C.
- Los deliciosos **pescados azules**, muy presentes en verano, como las sardinas y el bonito, fuente de omega 3, importantísimos como antiinflamatorios, en la salud cardiovascular y en el funcionamiento de todas las células de nuestro organismo, así como de vitamina B12, vitamina D y calcio (si te comes las espinas). Y atentos a que las sardinas tengan el sello azul MSC, indicador de consumo responsable.
- Las **legumbres**, gran fuente de fibra y buena proteína vegetal, que en frío son una deliciosa y sanísima fuente de almidón resistente, que alimenta a las bacterias beneficiosas para nuestra salud intestinal.
- **Hierbabuena y menta**, ricas en aceites esenciales que, aparte de refrescar, mejoran las digestiones pesadas y los gases. Y la **albahaca**, con buenas propiedades antiinflamatorias y antioxidantes.

A la hora de elaborar los platos, es importante que busquemos un equilibrio en nutrientes, al mismo tiempo que tenemos en cuenta las propiedades que más nos benefician en esta estación. Un buen punto de partida para preparar un plato típico de verano equilibrado es el siguiente:

Los órganos que más debemos cuidar durante el verano

PIEL

La piel es uno de los órganos que más debemos vigilar en verano, ya que constituye una enorme barrera que nos protege de lo exterior y evita la deshidratación, además de participar activamente en la termorregulación. Y ¿qué hace falta para cuidarla?

- Agua y alimentos ricos en agua como la sandía, el melón, el tomate o el pepino
- Sal, si se suda mucho, para mantener el nivel de electrolitos
- Buenas grasas, tanto omega 3 (pescados azules, chía, lino…) como omega 6 (pipas de girasol y de calabaza,

nueces, sésamo), aceite de oliva virgen extra y huevos de calidad.

- Proteínas a base de pescados, huevos, carnes blancas, legumbres, tofu, tempeh.
- No dañar el sistema digestivo, no tomar en exceso alimentos que lo inflamen: azúcares, alimentos ultra procesados, harinas, exceso de lácteos, malas grasas… La piel es el reflejo de lo que pasa ahí dentro. Si mimas tu sistema digestivo, tu piel lo notará.

APARATO DIGESTIVO

Como decíamos con la piel, hay que evitar el exceso de alimentos que dañen el aparato digestivo, que lo irriten o lo inflamen: azúcares, harinas, alimentos muy procesados, exceso de alcohol y demasiados fritos. Tenemos que darle verduras, ensaladas, frutas, buenas carnes y pescados, legumbres y arroces en ensalada… Esos heladitos pequeños que parecen imprescindibles después de las comidas, que sientan fenomenal por el placer que nos da ese pequeño dulce y que todos pensamos que, por su tamaño, no son nada perjudiciales, suelen contener grasas saturadas, harinas, conservantes, saborizantes, emulsionantes, aromas y, por supuesto, azúcar equivalente más o menos a dos terrones.

Imagina que tienes enfrente a alguien que, después de haber comido bien: una paella, una buena ensalada, gazpacho o verdura, una carne o pescado con patatas o una ensalada de legumbres… se toma un par de terrones de azúcar y pan con mantequilla y, seguramente, otro par más a los pocos minutos.

¿Qué efecto tiene eso? Un subidón inmediato de glucosa en sangre y un pico de insulina del páncreas para sacarla de ahí, pues el exceso de glucosa en sangre es tóxico. Con los vegetales que esa persona ha comido, tiene glucosa suficiente para todas las células que la necesitaban y ha rellenado, en forma de glucógeno (el almacén de glucosa), el hígado y los músculos del cuerpo. El resto del azúcar, los hidratos y toda la grasa ingerida, la mantequilla, la grasa de la carne o el pescado, el aceite de la ensalada, de la paella o de las patatas, va a ir directamente al depósito en forma de grasa abdominal, un tejido inflamatorio.

¿Dejarías que tu hijo se comiera esos terrones? Piensa en qué se convierten, ¡y qué supone para su salud! Pues imagínate que, además, le has dejado beber una lata de cualquier refresco. Depende cuál elijas, esto supone unos 4-9 terrones de azúcar por lata.

Es necesario que haya días en los que no consumas nada de esto. ¡Que tu sistema digestivo respire! Déjalo descansar para que recupere su función y pueda limpiarse como es debido. Tiene que limpiarse, repararse y estar preparado para lo siguiente.

En verano, nosotros siempre tenemos uvas sin pepitas y arándanos que congelamos después de lavarlos bien y secarlos. Son unos heladitos buenísimos y que a todos nos apetecen después de comer o para quitar la necesidad de dulce por la tarde.

Recuerda que el intestino es un filtro maravilloso, puerta de muchísimos productos sanos e insanos. No lo estropeemos, es clave para la salud de todo nuestro organismo. Por eso, en verano tenemos que ofrecerle alimentos que lo calmen y fortalezcan: verduras y hortalizas de colores, que aporten fibras y sean ricas en agua, vitaminas, minerales y antioxidantes. Los hidratos como el arroz y la patata, cocidos y enfriados, son ideales para ensaladas y una fuente deliciosa de prebióticos sanos para nuestras bacterias del intestino.

También son esenciales las grasas de calidad como el aceite de oliva virgen extra, el aguacate, el pescado azul o los frutos secos con moderación.

En cuanto a cantidades, deberíamos intentar seguir el refranero popular: «Desayuna como un rey, come como un príncipe y cena como un mendigo». Que las cenas sean ligeras y que no sean muy tarde para poder dormir sin alimentos sin digerir en nuestro interior.

Tampoco hay que olvidar la importancia de masticar: no hay mejor forma de mantener un sistema digestivo sano que masticando. Ya puedes tomar todos los alimentos sanísimos y de temporada, beber el agua necesaria, hacer ejercicio, tomar probióticos, antioxidantes… ¡lo que sea! Si no masticas lo suficiente, al final vas a tener problemas de salud. Al masticar aumentas la superficie de contacto del alimento con las enzimas digestivas. El almidón de los vegetales se digiere con la amilasa salivar y, si no está un rato en contacto con ella, no puedes digerir el almidón y este va a fermentar en tu aparato digestivo, lo que implica gases, inflamación, retención de líquidos y mayor depósito de grasa. Si masticas te sacias antes, por lo que tus comidas serán más ligeras, más fácil de digerir y encima estarás saciado. Es el mejor tratamiento para tu salud.

Por otro lado, no hay que tener miedo ni demonizar a la sal. Tiene que haber un equilibrio sodio-potasio y, en días de calor en los que sudas más, un pellizco de sal extra siempre es una buena ayuda, pero acompañando a alimentos con potasio como el tomate, la espinaca, la patata, la sandía…

Por último, para cuidar tu sistema digestivo, bebe agua, en pequeños sorbos durante el día, antes de tener sed. Es recomendable, también, estar muy pendientes sobre todo de niños, personas mayores y embarazadas.

¡Nuestro cuerpo es tremendo! Nuestras células, cuando están sanas, se dan cuenta de todo y actúan en cadena como la maquinaria perfecta que son. Piensa: al sudar eliminamos por la piel agua (99 por ciento y sales minerales, sobre todo sodio y cloro (sal) y un poco de potasio y magnesio. Por eso el sudor es salado. Esta pérdida de agua hace que la sangre pierda volumen y se haga más concentrada. Nuestro hipotálamo, la torre de control que desde el cerebro vigila que nuestro cuerpo esté perfectamente estable en todo momento, capta este aumento de la concentración de la sangre, este aumento de la osmolaridad, y activa el centro de la sed, provocando que te apetezca beber. Y, por otra parte, estimula la producción de dos hormonas:

- ADH, la hormona antidiurética que, como su nombre indica, hace que disminuya la cantidad de orina y así ahorremos agua.
- Y aldosterona, que hace que se elimine menos sodio por la orina, pero a cambio de perder algo más de potasio por ella. De ahí los calambres si sudas mucho y no repones.

¿Cómo ayudar entonces a tus riñones?

- En esos días de calor, bebe pequeños sorbos durante todo el día, y hazlo antes de tener sed.

- Mira el color de tu orina para ver cómo va tu equilibrio de sales. Tiene que ser pajizo claro prácticamente todo el día. Si es oscura es que está muy concentrada (bebe un poco más) y, si está demasiado clara, es que has bebido demasiada agua. Si está muy concentrada recuerda que es más fácil que aparezcan cálculos en tus riñones.

- Si sudas mucho, añade un poquito más de sal en las comidas o bebe agua con un poco de zumo de limón y un pellizco de sal durante el día. Así mantienes el nivel de agua y de sales.

- Ten cuidado y no bebas mucha más agua de la que necesitas, sobre todo si estás haciendo deporte, pues no te encontrarás bien si no añades sales en tu bebida.

- Ojo con el alcohol, que inhibe a la hormona antidiurética, por lo que orinarás más y te deshidratarás más fácilmente.

- Y si hace calor y haces deporte, nunca tomes AINEs como el ibuprofeno, ya que puedes acabar produciendo daño renal.

En resumen: En verano siempre se suda más y perdemos minerales, principalmente sodio y algo de magnesio y potasio. Si solo aportamos agua, como seguimos perdiendo esos minerales por sudor, la sangre se queda con poco sodio y dejamos de orinar tanto para poder ahorrarlo, gracias a la actuación de la hormona antidiurética. Pero esos minerales los tenemos en nuestra despensa:

CEREBRO

Solo con un grado de deshidratación de un 1-2 por ciento ya aparecen síntomas como falta de concentración, fallos de memoria, menos capacidad de retención de datos, más irritabilidad, bostezos… Un menor volumen de sangre implica un menor flujo efectivo de sangre al cerebro y una pérdida del equilibrio en los neurotransmisores que intervienen en nuestro ánimo. Cuando hablamos de una deshidratación de un 1-2 por ciento, esto implica una pérdida de tu peso corporal en agua: por ejemplo, si pesas 60 kg, una pérdida de agua, entre sudor y orina, representaría una pérdida de 600-1.200 ml. En días de calor, si no bebes, es fácil llegar a esas cifras y tener esos síntomas. Diles a tus hijos lo importante que es beber pequeños sorbos de agua cuando estén estudiando, pues es real que mejora su rendimiento intelectual.

¡Y dormir! Siempre que puedas cena ligero y pronto, y acuéstate temprano leyendo un buen libro. No te pongas a ver series violentas ni recorras como un poseso las publicaciones de Instagram o TikTok, que al final te van a dar las tantas y luego no hay sueño reparador que compense esa hiperexcitación cerebral. ¡Y lo sabes!

Cómo adaptar nuestra alimentación a las necesidades del verano

Cuidarse en verano no es sinónimo de hacer comidas aparte, dejar de ir a fiestas o celebraciones, perderse días de playa, excursiones por la montaña o verbenas en el pueblo. Cuidarse es vivir con naturalidad, aprovechando al máximo y sin hacerte daño, sin excesos. Y si los hay, compénsalos como tú sabes que es lógico: limpiando lo que hemos ensuciado, bebiendo agua, tomando alimentos de fácil digestión que aporten antioxidantes para compensar el daño, haciendo ejercicio suave para mejorar el metabolismo y el drenaje, acordarte de hacer cenas ligeras y con tiempo suficiente de digerirlas antes de acostarte, masticando más de lo que sueles hacerlo, relajándote e intentando dormir tus 7-8 horas, cuídate de no tomar dosis diarias de azúcar con refrescos o helados, y nada de remordimientos. No hay nada peor que arrepentirse y sufrir por haber disfrutado. Compensa después y ya está, que tienes los medios para hacerlo. Siéntete bien por haber disfrutado y por ser capaz de poder compensarlo, para así seguir estando bien. Y ¡que te quiten lo *bailao*!

1. Prioriza las recetas que contengan más agua:
   a) Gazpachos, salmorejo, cremas frías de verduras (calabacín, puerros, pepinos…). Los gazpachos hidratan, aportan licopeno y, gracias al aceite de oliva virgen extra, esos antioxidantes se absorben mejor. Si quieres hacer el salmorejo más ligero, sustituye el pan por una fruta como la manzana, te quedará delicioso.
   b) Ensaladas de todo tipo, crea una paleta de colores y aliña con buen aceite de oliva.
   c) Frutas de temporada como la sandía y el melón, y siempre mejor que no sea en zumo.
2. Platos que sean de fácil digestión, con proteínas poco grasas como el pescado, el marisco, el pollo o el pavo, los huevos o las legumbres que sepas que te sientan bien para tomar en ensalada. Cocciones suaves: plancha breve, vapor, horno corto o escabeche ligero; evita rebozados y fritos.
3. Hidratos como el arroz y la patata que, cocidos y enfriados, son ideales para ensaladas y una fuente de-

liciosa de prebióticos sanos para nuestras bacterias del intestino. Enfría al menos 8-12 h para aumentar el almidón resistente; puedes recalentarlos templados sin perder del todo ese efecto.

4. Grasas de calidad como el aceite de oliva virgen extra, el aguacate, los pescados azules o los frutos secos con moderación.

5. Como ya mencionamos, intentar seguir el refranero popular: «Desayuna como un rey, come como un príncipe y cena como un mendigo». Que las cenas sean ligeras y que no sean muy tarde para poder dormir sin alimentos sin digerir en nuestro interior.

    a) Cena 2-3 horas antes de acostarte.

    b) Un paseo corto después de cenar (10-15 min) para mejorar la glucosa y el sueño.

    c) Si tocó una cena tardía por una fiesta, compensa al día siguiente con un desayuno salado-ligero y mucha agua.

6. Como siempre repetimos: ¡mastica! Piensa que en verano, con el calor, el organismo prioriza el corazón, el cerebro y la piel para mantenernos vivos y frescos, y el sistema digestivo dispone de menos riego sanguíneo. Por eso, en verano conviene masticar a conciencia: reducir el bocado a partículas finas facilita que el estómago trabaje menos, acelera el vaciado de los alimentos sólidos y disminuye la demanda de sangre para la digestión. Resultado: digestiones más ligeras, menos somnolencia y mejor tolerancia al calor. Lo

notarás mucho en esos bajones de tensión y esa modorra, esa somnolencia que aparece después de comer.

7. No hay que tener miedo ni demonizar a la sal. Tiene que haber un equilibrio sodio-potasio y, en días de calor en los que sudas más, un pellizco de sal extra siempre es una buena ayuda, pero acompañando a alimentos con potasio como el tomate, espinaca, patata, sandía…

El verano es la estación de la expansión y del disfrute, pero también del equilibrio inteligente. Si escuchas a tu cuerpo, si eliges lo que te sienta bien y no lo que sobrecargas, si bebes agua y no solo refrescos, si masticas y cenas temprano, verás cómo el verano te devuelve vitalidad en lugar de robártela. Disfruta, cuídate y celebra, porque esa es la esencia del verano en salud.

MENÚS Y RECETAS DE VERANO

Hemos preparado un menú de siete días con ideas frescas y sencillas, pensadas para acompañar el ritmo de esta estación de luz, calor y más vida social con platos que hidraten, que faciliten la digestión y te ayuden a mantener la energía y el ánimo estables, igual que hicimos en primavera. Estos platos están pensados para disfrutar y, a la vez, proteger tu salud en un tiempo en el que el cuerpo tiene que redistribuir sus esfuerzos para disipar calor y rendir bien.

Por eso encontrarás recetas que priorizan alimentos ricos en agua y antioxidantes, que refrescan y nutren a la vez: gazpachos y sopas frías (salmorejo de tomate con manzana, sopa de pepino con melón), ensaladas coloridas (ocho colores, sandía con feta), y proteínas ligeras (pollo, pavo, rape), con buen aceite de oliva virgen extra y frutos secos.

Recuerda tres claves prácticas para el verano: **hidrátate antes de tener sed** (agua a sorbos regulares y, en días que sudes mucho, agua con limón y un pellizco de sal), **mastica**

bien para facilitar la digestión y la saciedad y **cena temprano y ligero** para respetar tus horas de sueño y la recuperación nocturna. Son pequeños gestos que notarás en tu
claridad mental, tu piel y tu descanso.

Toma esta guía como un menú flexible: puedes intercambiar platos, ajustar las raciones o cambiarlos por menús
más sencillos. La idea es que el conjunto te aporte lo necesario para vivir el verano con ligereza, con equilibrio, disfrutando y con salud.

Si quieres ideas de desayuno para cualquier estación del
año, consulta el cuadro de la página 44.

	COMIDA	**CENA**
Día 1	Salmorejo de tomate con manzana Lomo a la plancha con canónigos Yogur	Rape a la plancha con pimientos 2 albaricoques o rodaja de sandía
Día 2	Ensalada de judías verdes con tomates, atún y huevo duro Hamburguesas con queso y lechuga Yogur	Tartar de jamón con sopa de melón Yogur con uvas congeladas
Día 3	Espárragos con mejillones en escabeche Atún a la plancha con pimientos Yogur con nueces	Ensalada de calabacín con base de yogur Sandía o albaricoques
Día 4	Sopa de pepino, melón, yogur y menta Muslos de pollo con champiñones Un bol de cerezas	Ensalada de sandía con queso feta Yogur con nueces
Día 5	Gazpacho Chuletas de pavo con lechuga Yogur	Tartar de merluza 1 bol de cerezas
Día 6	Ensalada ocho colores Sardinas al horno Yogur	Fajita de queso cottage con canónigos Yogur con frutos rojos
Día 7	Melón con jamón Lubina al horno con patatas Queso fresco con nueces	Ensalada de tomate y pepino Tortilla de berenjenas y queso Yogur

DÍA 1

SALMOREJO DE TOMATE CON MANZANA

Ingredientes para 2 raciones

- 4 tomates pera maduros (600-700 g)
- 2 manzanas (de una variedad que no sea muy dulce)
- AOVE (50-60 g, al gusto)
- vinagre de manzana (5 ml)
- sal
- jamón, huevo duro o mozzarella (opcional)

Elaboración

1. Poner todos los ingredientes en el vaso de la batidora, con los tomates y las manzanas troceados (nosotros solemos añadir también unos cubitos de hielo).
2. Batir todo muy bien y servir, si se desea, con jamón y huevo duro picados, o con trocitos de mozzarella o de manzana.
3. Añadir un chorrito de AOVE por encima y... ¡listo para disfrutar!

CLAVES NUTRIVAZQUEZ

Este salmorejo de tomate con manzana es una versión más fresca y ligera, ideal para los días de calor en los que el cuerpo necesita hidratarse y compensar la pérdida de minerales.

El tomate, maduro y de temporada, aporta agua, potasio y licopeno, un antioxidante que protege la piel y las células frente al exceso de sol. La manzana añade un punto de acidez natural y fibra soluble que favorece la digestión, mientras que el aceite de oliva virgen extra aporta suavidad y grasas saludables que ayudan a asimilar mejor los antioxidantes. Un plato frío, sencillo y lleno de color que representa el espíritu del verano: fresco, vital y reparador.

LOMO A LA PLANCHA CON CANÓNIGOS

Ingredientes para 2 raciones

- 2-4 filetes de lomo de cerdo (300-400 g)
- canónigos
- 8-10 tomatitos
- 2-3 cdas. de AOVE
- sal y pimienta negra
- ½ limón (zumo) o un chorrito de vinagre suave para la ensalada

Elaboración

1. Salpimentar los filetes de lomo justo antes de cocinar.
2. Calentar una plancha/sartén amplia a fuego medio-alto con un hilo de AOVE. Cocinar 1-2,5 min por lado (según grosor) hasta dorar y que sigan jugosos.
3. Mezclar los canónigos y los tomatitos y aliñar con AOVE, limón o vinagre y sal.

El lomo de cerdo es una carne magra rica en proteínas de alta calidad, hierro y vitaminas del grupo B, esenciales para mantener la vitalidad, el tono muscular y el equilibrio nervioso durante los cambios de estación. Los canónigos y los tomatitos añaden fibra, clorofila, potasio y antioxidantes naturales, que favorecen la depuración y la oxigenación celular. El aceite de oliva virgen extra aporta grasas saludables y polifenoles con propiedades antiinflamatorias y cardioprotectoras, mientras que el limón o vinagre refuerza la digestión y el efecto alcalinizante del plato.

RAPE A LA PLANCHA CON PIMIENTOS

Ingredientes para 2 raciones

- 400-500 g de rape (cola limpia o medallones)
- 2-3 cdas. de AOVE
- 1 diente de ajo, muy picado (opcional)
- ½ limón (zumo) o vinagre
- sal y pimienta al gusto
- perejil fresco (opcional)
- 1 frasco/latita de pimientos asados o en tiras (180-250 g escurridos)

Elaboración

1. En una sartén con 1 cda. de AOVE, dorar el ajo. Añadir los pimientos, una pizca de sal y saltear 2-4 min a fuego medio-alto, solo para calentarlos y darles brillo. Terminar con unas gotas de limón o vinagre. Reservar caliente.
2. Secar el rape y salpimentar. Cocinar a la plancha o en una sartén muy caliente con 1-2 cdas. de AOVE, 2-3 min por cada lado.
3. Colocar los pimientos salteados por encima o como cama, espolvorear con perejil y un chorrito final de AOVE.

CLAVES NUTRIVAZQUEZ

El rape aporta proteínas magras de alta calidad, fósforo y vitamina B12, componentes que favorecen la regeneración celular, la función muscular y el equilibrio metabólico sin añadir grasa excesiva.

Los pimientos asados enriquecen el plato con vitamina C, betacarotenos y antioxidantes que fortalecen el sistema inmunitario y protegen frente al estrés oxidativo.

El aceite de oliva virgen extra, junto al toque de limón y perejil, potencia la absorción de los antioxidantes vegetales y añade propiedades antiinflamatorias y digestivas.

DÍA 2

ENSALADA DE JUDÍAS VERDES CON TOMATES, ATÚN Y HUEVO DURO

Ingredientes para 2 raciones

- 300-350 g de judías verdes cocidas
- 2 tomates maduros medianos, en dados o gajos
- 120-160 g de atún en conserva, escurrido
- 2 huevos
- AOVE
- sal y pimienta negra
- mostaza antigua

Elaboración

1. Cocer los huevos 8-10 min desde que empiezan a hervir. Dejarlos enfriar, pelarlos y separar la yema de la clara
2. Para la salsa, mezclar en un bol el AOVE con un poco de sal y pimienta, la mostaza y la yema cocida. Tiene que quedar una crema fluida y, si no, añade un poco más de aceite.
3. En una fuente, poner los tomates cortados en pequeños tacos o finas láminas con AOVE y sal.
4. Encima, añadir las judías verdes cocidas frías, la clara de huevo picada y el atún desmigado
5. Aliñar con esa estupenda salsa por encima

Un plato delicioso y muy completo para el verano... ¡y para tu comida de oficina!

Las judías verdes ofrecen fibra, ácido fólico y magnesio, componentes que favorecen la digestión, la función muscular y la depuración del organismo.

El atún y los huevos suman proteínas de alta calidad y ácidos grasos saludables, con propiedades reparadoras y energéticas ideales para mantener la vitalidad.

El tomate maduro aporta vitamina C y licopeno, que ayudan a proteger la piel y reforzar el sistema inmunitario, mientras que la mostaza y el aceite de oliva virgen extra equilibran el plato con un toque digestivo y antioxidante.

HAMBURGUESAS CON QUESO Y LECHUGA

Ingredientes para 2 raciones

- 2 hamburguesas de carne de ternera, cerdo, pollo o mezcla
- lonchas de queso cheddar, emmental, havarti o el que más te guste
- lechuga y pepinillos
- mostaza, salsa de tomate, mayonesa...
- AOVE
- sal

Elaboración

1. En una sartén con muy poco AOVE cocinar las hamburguesas a fuego fuerte, que se doren bien por los dos lados. No las aprietes, que quedan menos jugosas.
2. En el último minuto colocar el queso encima de la hamburguesa y tapar la sartén para que se funda.
3. Servir acompañada de la salsa que más te guste y, si quieres, pepinillos. Aliñar la lechuga con AOVE, vinagre y sal.

CLAVES NUTRIVAZQUEZ

En esta receta, lo más importante es la calidad de todos sus componentes: buena carne de carnicería de confianza o picada por ti, un buen queso y salsas de tomate y mayonesa sin azúcares y, a poder ser, caseras.

Las hamburguesas caseras ofrecen proteínas de alta calidad, hierro y vitaminas del grupo B, componentes esenciales para la regeneración muscular y el mantenimiento de la vitalidad.

El queso suma calcio y triptófano, con propiedades remineralizantes y relajantes, mientras la lechuga y los pepinillos aportan fibra y frescor, que ayudan a favorecer la digestión y el equilibrio intestinal.

TARTAR DE JAMÓN CON SOPA DE MELÓN

**Ingredientes para
2 raciones**

Para el tartar:
- 150 g de jamón
- 2 tomates secos en aceite
- 1 cdta. de alcaparras
- 5 cebolletas en vinagre
- 1 cdta. de mostaza de Dijon
- pimienta negra
- un chorrito de AOVE
- 1 yema de huevo

Para la sopa de melón:
- ½ kg de melón
- jengibre, sal y pimienta
- hojas de menta para adornar

Elaboración

1. Picar con el cuchillo el jamón y ponerlo en un bol.
2. Añadir bien picados los tomates, las alcaparras y las cebolletas en vinagre.
3. Sumar la mostaza de Dijon, la pimienta negra molida, la yema de huevo y el chorrito de AOVE.
4. Mezclar muy bien y colocar la mezcla en un aro de emplatar.
5. Poner en el vaso de la batidora el melón troceado, pelado y sin pepitas, una rodajita de jengibre, sal y pimienta. Batir muy bien para hacer la sopa fría de melón.
6. Servir en plato hondo el tartar desmoldado con la sopa fría alrededor y unas hojitas de menta.

CLAVES NUTRIVAZQUEZ

El melón aporta agua, potasio y vitamina C, componentes que ayudan a hidratar, depurar y proteger la piel frente al sol.

El jamón y la yema de huevo ofrecen proteínas de alta calidad, hierro y colina, con propiedades tonificantes y reparadoras que equilibran el contenido natural de azúcares de la fruta.

Las alcaparras, cebolletas y mostaza añaden un punto ácido y aromático que estimula la digestión, y el jengibre, un antioxidante que potencia el metabolismo.

YOGUR CON UVAS CONGELADAS

Ingredientes

- uvas verdes y negras sin pepitas
- yogur natural

Elaboración

1. Comprar uvas verdes y negras sin pepitas, lavarlas y secarlas bien. Ponerlas en un tupper y congelarlas.
2. Poner en un bol transparente las uvas de los dos colores y añadir por encima un poco de yogur natural bien batido.

Un postre sano y delicioso en verano. Pruébalo también con otras frutas congeladas como los arándanos, fresas, moras...

CLAVES NUTRIVAZQUEZ

Este postre o tentempié es un maravilloso helado natural sin necesidad de azúcar, ideal en cualquier época, empleando otras frutas como arándanos, fresas, melocotón...

Las uvas contienen agua, potasio y polifenoles como el resveratrol, componentes con propiedades antioxidantes y protectoras del sistema cardiovascular, además de ayudar a mantener la piel luminosa.

El yogur natural añade proteínas, calcio y probióticos, que favorecen la digestión y el equilibrio intestinal, potenciando la sensación de saciedad.

DÍA 3

ESPÁRRAGOS CON MEJILLONES EN ESCABECHE

Ingredientes para 2 raciones

- 1 frasco pequeño (6-8 unidades) de espárragos blancos en conserva (gruesos)
- 1 lata mediana de mejillones en escabeche
- ¼ de cebolla morada pequeña
- 4-5 pepinillos en vinagre pequeños

Para la mayonesa de escabeche:
- líquido de la lata de mejillones en escabeche
- 1 huevo duro
- sal
- AOVE

Elaboración

1. Para la mayonesa, en un vaso de batidora poner el huevo duro, la parte del líquido de una lata de mejillones en escabeche, AOVE y sal, y batir bien. Reservar.
2. Picar muy fina la cebolla, los pepinillos y los mejillones, y mezclarlo todo.
3. Abrir con cuidado los espárragos y rellenarlos con la mezcla.
4. Por último, extender la mayonesa por encima y... ¡ya lo tenemos! ¡A disfrutar!

CLAVES NUTRIVAZQUEZ

Los espárragos blancos aportan fibra, potasio y ácido fólico, que favorecen la depuración, la función renal y la regeneración celular.

Los mejillones en escabeche son una excelente fuente de proteínas magras, hierro, zinc y vitamina B12, nutrientes que fortalecen el sistema inmunitario y ayudan a mantener la vitalidad.

La mayonesa de escabeche, elaborada con el propio líquido de los mejillones, conserva sus propiedades antioxidantes y su toque ácido, que mejora la digestión.

ATÚN A LA PLANCHA CON PIMIENTOS

Ingredientes para 2 raciones

- 2 lomos de atún de 160–180 g
- 200-250 g de pimientos en conserva escurridos (asados en tiras o piquillos)
- 1 diente de ajo laminado
- 3-4 cdas. de AOVE
- 1 cda. de vinagre de Jerez o zumo de limón
- sal y pimienta
- perejil o cebollino

Elaboración

1. Escurrir y secar los pimientos. En una sartén con 1-2 cdas. de AOVE, saltear el ajo 30 s. Añadir los pimientos, salpimentar y saltear 2-3 min. Fuera del fuego, agregar el vinagre/limón (y pimentón si usas). Mantener templados.
2. Secar el atún, untar con 1 cda. de AOVE, salpimentar. Cocinar en una plancha muy caliente:
   - Para un centro rosado: 1,5-2 min/lado.
   - Más hecho: sumar 30-60 s por lado.
3. Colocar los pimientos de base, atún encima, un hilo de AOVE y el perejil/cebollino.

CLAVES NUTRIVAZQUEZ

El atún aporta proteínas de muy alta calidad, hierro y ácidos grasos omega 3, que contribuyen a la salud cardiovascular, la regeneración muscular y el equilibrio hormonal.

Los pimientos asados añaden vitamina C, licopeno y beta-carotenos, con propiedades antioxidantes que protegen frente al estrés oxidativo y fortalecen las defensas.

El ajo y el aceite de oliva virgen extra completan el plato con compuestos antiinflamatorios y digestivos, y el vinagre o limón mejoran la absorción del hierro y la digestión.

ENSALADA DE CALABACÍN CON BASE DE YOGUR

Ingredientes para 2 raciones

Para la salsa de yogur:
- 3 cdas. de yogur
- ½ cdta. de hierbas provenzales
- ½ cdta. de ralladura de limón
- zumo de medio limón
- 1 cdta. de mostaza antigua
- sal y pimienta

Para la ensalada:
- 1 calabacín mediano
- 60-80 g de lechuga (hoja tierna o mezcla)
- tomate seco (en aceite, bien escurrido 4-6 mitades), picado
- 12-14 aceitunas negras en rodajas
- 20-30 g de nueces troceadas
- 1 lata pequeña de atún en conserva en lasca
- AOVE
- sal y pimienta

Elaboración

1. Para la salsa, poner en un bol el yogur, las hierbas provenzales, un poco de ralladura de corteza de limón y el zumo de medio limón. Añadir sal, pimienta y una cda. de mostaza, y mezclar bien.
2. Cortar el calabacín con una mandolina, en láminas muy finas, pasarlo por la plancha y salpimentar.
3. Picar el tomate seco.
4. Para emplatar, colocar en un plato la base de yogur, poner sobre ella un poco de lechuga, las láminas de calabacín, el tomate seco, unas lascas de atún, unas aceitunas negras, unas nueces y un chorrito de AOVE. ¡Y listo!

El calabacín crudo conserva su alto contenido en agua, fibra y potasio, que favorecen la eliminación de líquidos y la digestión ligera.

El yogur de la salsa aporta proteínas, calcio y probióticos, con propiedades digestivas y refrescantes, mientras que la ralladura y el zumo de limón estimulan las enzimas hepáticas y aportan vitalidad.

Los tomates secos, las aceitunas y las nueces añaden grasas saludables, vitamina E y antioxidantes naturales que cuidan la piel y el sistema cardiovascular, y el atún complementa con omega 3 y proteínas magras.

DÍA 4

SOPA DE PEPINO, MELÓN, YOGUR Y MENTA

Ingredientes para 2 raciones

- 125 g de pepino
- 250 g de melón
- unas hojas de menta fresca o hierbabuena
- 125 g de yogur griego natural
- zumo de ½ lima
- sal

Elaboración

1. En el vaso de la batidora, añadir el melón, el pepino troceado, el yogur, las hojas de menta y el zumo de media lima y agregar un poquito de sal.
2. Batir bien hasta obtener una mezcla suave y homogénea.
3. Servir en vasitos individuales.
4. Decorar con unas rodajitas de pepino y unas hojas de menta fresca.

CLAVES NUTRIVAZQUEZ

Una sopa fría muy refrescante e hidratante, perfecta para los días calurosos en los que el cuerpo necesita alimentos ricos en agua, vitaminas y minerales que ayuden a regular la temperatura corporal.

El pepino aporta agua, silicio y potasio, componentes que favorecen la eliminación de líquidos y la salud de la piel y huesos, y el melón aporta agua, vitamina C y antioxidantes que protegen frente al daño solar y ayudan a mantener una buena hidratación.

El yogur griego añade proteínas y probióticos con propiedades digestivas y reparadoras, que equilibran la microbiota intestinal.

La menta fresca y la lima completan el conjunto con un toque aromático y refrescante que estimula la digestión.

MUSLOS DE POLLO CON CHAMPIÑONES

**Ingredientes para
2 raciones**

- 4 muslos de pollo deshuesados (700-800 g en total)
- 250–300 g de champiñones laminados
- 1 cebolla mediana picada
- 2 dientes de ajo picados
- 80 ml de vino blanco
- 200 ml de caldo de pollo (o agua)
- 2–3 cdas. de AOVE
- ½ cdta. de tomillo o romero
- sal y pimienta
- perejil picado para terminar (opcional)

Elaboración

1. Secar, sazonar y dorar los muslos en 2 cda. de AOVE a fuego medio-alto, 3-4 min por lado. Retirar y reservar.
2. En la misma sartén, bajar a medio, añadir 1 cda. de AOVE si hace falta. Pochar la cebolla y el ajo con una pizca de sal. Incorporar los champiñones y saltear hasta que suelten el agua y se doren.
3. Verter el vino y raspar el fondo. Dejar reducir 2-3 min.
4. Volver a meter el pollo, añadir el caldo, el tomillo/romero, la sal y la pimienta. Semitapar y cocinar suave 20-25 min, volteando a la mitad, hasta que esté muy jugoso.
5. Rectificar de sal/pimienta y espolvorear perejil.

CLAVES NUTRIVAZQUEZ

El pollo proporciona proteínas de alta calidad, zinc y vitaminas del grupo B, esenciales para la regeneración celular y el equilibrio metabólico.

Los champiñones aportan minerales como selenio y cobre, además de polisacáridos y antioxidantes con propiedades inmunoprotectoras y antiinflamatorias.

El caldo ayuda a extraer los nutrientes de la cebolla, el ajo y las hierbas, que favorecen la digestión y aportan un suave efecto depurativo.

ENSALADA DE SANDÍA CON QUESO FETA

Ingredientes para 2 raciones

- 400-450 g de sandía (sin cáscara ni pepitas) en cubos
- 80-100 g de queso feta, en dados o desmigado
- 8-13 aceitunas negras (deshuesadas)
- 6-8 hojas de menta o hierbabuena fresca, en tiras finas
- 2-3 cdas. de pesto (casero o de bote)

Elaboración

1. Cortar la sandía en cubos y colocarlos en un bol con el queso feta, las aceitunas, las hojas de menta.
2. Regar con un poco de salsa pesto.

¡Rápida y deliciosa en verano!

CLAVES NUTRIVAZQUEZ

Una ensalada refrescante y llena de contrastes, ideal para los meses más cálidos, cuando el cuerpo necesita alimentos hidratantes, ligeros y ricos en minerales.

La sandía aporta agua, potasio y licopeno, componentes que ayudan a mantener la hidratación, cuidar la piel y regular la temperatura corporal.

El queso feta añade proteínas y calcio, con propiedades remineralizantes y las aceitunas negras y el pesto enriquecen la receta con grasas saludables y antioxidantes que protegen el sistema cardiovascular.

La menta fresca aporta un toque aromático y digestivo que potencia la sensación de frescor del plato.

DÍA 5

GAZPACHO

Ingredientes para 2 raciones

- 4 tomates maduros, unos 500 g
- Medio pepino
- Un cuarto de pimiento verde italiano, si te sienta bien
- ¼ de cebolla (al gusto)
- Medio diente de ajo o menos
- 2 cdas. de AOVE
- 1 cda. de vinagre de vino
- sal
- unos 100 ml de agua fría o hielos
- jamón o huevo duro

Elaboración

1. Poner todos los ingredientes, reservando un poco de pepino picado, en el vaso de una batidora y triturar, dejándolo fino.
2. Servir poniendo por encima el pepino, el jamón y/o el huevo duro picados, con un chorrito de AOVE.

CLAVES NUTRIVAZQUEZ

El gazpacho es uno de los grandes aliados del verano: un plato fresco y rehidratante, ideal para los días calurosos en los que el cuerpo necesita alimentos ricos en agua, vitaminas y antioxidantes.

El tomate es la base del plato y aporta licopeno, potasio y vitamina C, componentes que ayudan a proteger la piel y reforzar el sistema inmunitario.

El pepino y el pimiento añaden agua, fibra y clorofila, con propiedades diuréticas y depurativas que favorecen la eliminación de toxinas.

El aceite de oliva virgen extra mejora la textura y potencia la absorción de los antioxidantes, mientras que el vinagre estimula la digestión.

CHULETAS DE PAVO CON LECHUGA

Ingredientes para 2 raciones

- 2-4 chuletas de pavo (150-200 g por ración)
- lechuga (romana, iceberg, mezcla de brotes...)
- AOVE, sal, pimienta, hierbas provenzales y vinagre

Elaboración

1. Salpimentar las chuletas y dorarlas bien con un poco de AOVE por las dos caras y que queden jugosas.
2. Espolvorear con hierbas provenzales y servir con las hojas de lechuga troceadas aliñadas con AOVE, vinagre y sal.

CLAVES NUTRIVAZQUEZ

El pavo aporta proteínas magras, hierro y triptófano, componentes que ayudan a mantener la masa muscular, mejorar el estado de ánimo y favorecer el descanso.

La lechuga y los brotes tiernos suman agua, fibra y clorofila, con propiedades depurativas y digestivas que apoyan la función hepática.

El aceite de oliva virgen extra y las hierbas provenzales añaden aroma, sabor y grasas saludables con efecto antiinflamatorio y antioxidante, y el vinagre estimula la digestión.

TARTAR DE MERLUZA

Ingredientes para 2 raciones

- 250 g de lomos de merluza (sin piel ni espinas)
- 120 g de gambas peladas
- 1 diente de ajo
- 1 cayena
- 1 hoja de laurel
- 2 huevos
- 1 aguacate mediano (maduro)
- zumo de 1 lima
- 2 cdas. de huevas (salmón, trucha o lumpo)
- brotes tiernos
- 2-3 cdas. de AOVE
- sal fina y pimienta negra

Elaboración

1. En una sartén con un poco de AOVE, dorar los ajos junto con la cayena.
2. Añadir las gambas, saltearlas ligeramente y reservarlas en un bol.
3. Cocer los lomos de merluza en agua con una hoja de laurel. Una vez cocidos, desmenuzarlos retirando piel y espinas, y añadirlos al bol con las gambas.
4. En un vaso de batidora, poner los huevos, el aguacate, el zumo de lima, un poco de AOVE y sal.
5. Triturar bien hasta obtener una mezcla homogénea.
6. Añadir esta mezcla al bol con la merluza y las gambas, y mezclar todo muy bien.
7. Colocar la preparación en un aro de emplatar, presionando ligeramente para dar forma.
8. Decorar por encima con huevas y unos brotes frescos.

La merluza y las gambas aportan proteínas magras, yodo y fósforo, componentes esenciales para la regeneración celular, la función tiroidea y el mantenimiento del tono muscular.

El aguacate aporta grasas saludables, vitamina E y potasio, con propiedades antioxidantes y antiinflamatorias, mientras que el zumo de lima y las huevas aportan un toque fresco, antioxidante y mineralizante que activa el metabolismo.

El uso de aceite de oliva virgen extra refuerza el perfil graso saludable del plato y realza los sabores naturales del pescado.

DÍA 6

ENSALADA OCHO COLORES

Ingredientes para 2 raciones

- 1 tomate grande o 2 medianos picados
- 1 huevo duro picado
- 60-80 g de jamón cocido en tiras pequeñas
- 60 g de queso en taquitos
- 1 zanahoria mediana rallada
- 1 remolacha rallada
- 30 g de apio rallado en conserva
- 3-4 hojas grandes de lechuga picada
- 2 cdas. de AOVE, 1 cda. de leche, 1 cda. de vinagre y sal al gusto

Elaboración

1. Preparar el aliño mezclando en la misma cantidad el AOVE, la leche y el vinagre, bien batido con poquito de sal. Reservar.
2. En una fuente alargada colocar bien ordenados todos los ingredientes
3. Servir un poco de cada y aliñar con la vinagreta.

CLAVES NUTRIVAZQUEZ

Se trata de una ensalada colorida, antioxidante y completa, como para hacer un plato único.

Cada color vegetal aporta distintos fitonutrientes y antioxidantes: el tomate (licopeno) protege la piel; la zanahoria (betacarotenos) favorece la visión y el bronceado saludable; la remolacha (betacianinas) apoya la función hepática; y el apio aporta minerales y fibra con efecto depurativo. El huevo, el jamón cocido y el queso añaden proteínas de calidad, calcio y hierro. El aceite de oliva virgen extra aporta grasas antioxidantes y antiinflamatorias, el vinagre estimula la digestión y el metabolismo, y la leche suaviza el conjunto, añadiendo calcio.

SARDINAS AL HORNO

Ingredientes para 2 raciones

- 10-12 sardinas limpias
- AOVE
- ajo y perejil picados
- sal gruesa o fina
- limón

Elaboración

1. Precalentar el horno a 200 °C arriba y abajo.
2. Colocar las sardinas en una fuente de horno y rociar con el aceite, ajo y perejil picados y un poco de sal.
3. Colocar unas cuantas rodajas finas de limón por encima
4. Cocinar un poco más arriba de media altura en el horno unos 10 min y ¡listo para disfrutar de esta fuente deliciosa de omega 3!

CLAVES NUTRIVAZQUEZ

Un plato sencillo, sabroso y lleno de beneficios, perfecto para los días de calor en los que el cuerpo necesita alimentos ricos en ácidos grasos esenciales y fáciles de digerir.

Las sardinas son una excelente fuente de omega 3, proteínas de alta calidad, calcio y vitamina D, componentes que ayudan a cuidar el corazón, fortalecer los huesos y modular la inflamación.

El ajo y el perejil aportan antioxidantes naturales y compuestos sulfurados con propiedades depurativas y protectoras del sistema inmunitario, mientras que el limón realza el sabor y contiene vitamina C que favorece la absorción del hierro.

El aceite de oliva virgen extra completa el conjunto con grasas saludables y polifenoles que potencian la acción antioxidante del plato.

FAJITA DE QUESO COTTAGE CON CANÓNIGOS

Ingredientes para 2 raciones

Para la base de la fajita:
- 200 g de queso cottage
- 2 huevos
- un toque de sal y ½ cdta. de hierbas provenzales
- sal

Relleno:
- 40-60 g de queso crema (capa fina)
- ½ aguacate en láminas
- 120 g de salmón o trucha ahumada
- 2 buenos puñados de canónigos

Para la salsa:
- 2 cdas. de mayonesa
- 1 cda. de zumo de mandarina (o naranja)
- 1-2 cdtas. de salsa de soja
- pimienta negra

Elaboración

1. En un bol, batir el queso cottage, los huevos, las hierbas provenzales y un poco de sal.
2. Extender la mezcla muy fina en forma de rectángulo sobre papel vegetal, colocado en una bandeja de horno.
3. Hornear a 180 °C durante unos 25 min, o hasta que la base esté firme y ligeramente dorada. Dejar enfriar.
4. Sobre esta base horneada, extender una capa fina de queso crema (si se desea), y colocar encima la trucha ahumada, el aguacate y los canónigos.
5. Enrollar con cuidado, ayudándonos del papel vegetal.
6. En un bol, preparar una salsa mezclando mayonesa, zumo de mandarina, un poco de salsa de soja y pimienta.
7. Cortar el rollo en rodajas y servir con la salsa por encima.

¡Y listo! Un plato fresco, original y con mucho sabor.

El queso cottage y los huevos aportan proteínas de alta calidad, calcio y colina, componentes que favorecen la regeneración celular, la función muscular y el equilibrio hormonal.

La trucha ahumada es fuente de omega 3 y vitamina D, con propiedades antiinflamatorias y cardioprotectoras, y el aguacate añade grasas saludables, potasio y antioxidantes que nutren la piel y mejoran la digestión.

El toque cítrico de la mandarina y la soja aporta frescor y un punto umami que realza el sabor sin necesidad de sal en exceso.

DÍA 7

MELÓN CON JAMÓN

Ingredientes para 2 raciones

- 4 rodajas gruesas a lo largo de melón
- 8 lonchas (aprox.) de buen jamón
- unas hojas de menta fresca

Elaboración

1. Pelar, quitar las semillas y cortar cada rodaja en tacos.
2. Extender por encima las lonchas finas de jamón.
3. Poner unas hojitas de menta por encima.

Un plato de verano delicioso, sano y fácil.

CLAVES NUTRIVAZQUEZ

El melón aporta agua, potasio y vitamina C, componentes que ayudan a mantener la hidratación, cuidar la piel y favorecer la eliminación de líquidos.

El jamón añade proteínas de alta calidad y hierro fácilmente absorbible, con propiedades tonificantes y reparadoras que equilibran el contenido de azúcares naturales de la fruta.

La menta fresca potencia el frescor del plato y estimula la digestión con su suave efecto balsámico.

LUBINA AL HORNO CON PATATAS

Ingredientes para 2 raciones

- 1 pieza entera de lubina de 700-800 g (limpia de vísceras) o 2 lomos (400-500 g en total)
- 2 patatas medianas
- 1 cebolla mediana
- 2 dientes de ajo (laminados)
- 3-4 cdas. de AOVE
- 60-80 ml de vino blanco o caldo suave
- ½ limón (rodajas finas)
- perejil o cebollino picado
- sal y pimienta

Elaboración

1. Precalentar el horno a 200 °C (calor arriba/abajo).
2. Cortar las patatas y la cebolla en rodajas finas. Mezclar con 2 cdas. de AOVE, sal y pimienta. Extender en una bandeja con el vino/caldo (y laurel, si usas). Hornear 15-20 min hasta que empiecen a ablandarse.
3. Colocar la lubina salpimentada sobre la cama de patatas (piel abajo si son lomos). Repartir el ajo laminado, unas rodajas de limón y un chorrito de AOVE
4. Tiempos para el horneado:
   Lomos: 10-12 min.
   Pieza entera (700-800 g): 14-18 min.
   La carne debe quedar jugosa y separarse en lascas con facilidad.
5. Reposar 2 min, espolvorear el perejil y regar con los jugos de la bandeja. Servir con la patata y la cebolla.

CLAVES NUTRIVAZQUEZ

La lubina es una excelente fuente de proteínas magras, fósforo y vitamina B12, componentes que favorecen la regeneración celular, el equilibrio nervioso y la función tiroidea.

Las patatas y la cebolla aportan energía de liberación lenta, fibra y compuestos antioxidantes, con buenas propiedades digestivas.

El aceite de oliva virgen extra potencia el sabor y aporta grasas saludables y polifenoles con efecto antiinflamatorio y protector cardiovascular.

ENSALADA DE TOMATE Y PEPINO

Ingredientes para 2 raciones

- 2 tomates maduros
- 1 pepino grande
- AOVE
- vinagre balsámico
- sal

Elaboración

1. Cortar los tomates en dados o rodajas finas.
2. Cortar los pepinos en rodajas o medias lunas.
3. Aliñar con AOVE, sal y vinagre balsámico.

CLAVES NUTRIVAZQUEZ

El tomate aporta licopeno, vitamina C y potasio, componentes que ayudan a proteger la piel y el sistema cardiovascular frente al calor y la exposición solar.

El pepino contribuye con agua, silicio y fibra, y tiene propiedades diuréticas y depurativas

El aceite de oliva virgen extra en el aliño potencia la absorción de los antioxidantes del tomate, y el toque de vinagre balsámico estimula la digestión y el apetito.

TORTILLA DE BERENJENAS Y QUESO

Ingredientes para 2 raciones

- 1 berenjena grande
- 4 huevos
- 60-80 g de queso rallado
- AOVE, sal y pimienta

Elaboración

1. Lavar y cortar la berenjena en rodajas o tacos. Salar y dejarlas unos 10 min para que suelten el amargor. Limpiarlas y secarlas con papel de cocina.
2. En una sartén con muy poco aceite, poner la berenjena para que se vaya haciendo a fuego medio.
3. Escurrir bien y poner en un bol con los huevos batidos, el queso y un poco de sal y pimienta.
4. En una sartén con muy poco aceite, cocinar la mezcla y, cuando se ha cuajado por la base, darle la vuelta con la ayuda de un plato. Cocinar 1-2 min más, dejar reposar un par de min y ¡lista para servir!

CLAVES NUTRIVAZQUEZ

La berenjena aporta fibra, potasio y antioxidantes y posee propiedades depurativas y protectoras del sistema cardiovascular.

Los huevos ofrecen proteínas de alto valor biológico y colina, componentes esenciales para la regeneración celular y el equilibrio nervioso, y el queso rallado aporta calcio.

El aceite de oliva virgen extra añade grasas saludables y antioxidantes naturales.

SALUD EN OTOÑO

Mira la naturaleza que te rodea. Mira cómo va cambiando conforme pasan los meses del año y piensa en que todo tiene su sentido. El otoño es la estación de la calma. Después de unos meses de verano en los que se produce una explosión de luz, de calor, de actividades al aire libre, de días largos, fiestas y muchas horas de sol, pasamos a una época de tranquilidad en la que nuestras células tienen que descansar. Nuestro cuerpo tiene que depurarse, compensar la oxidación celular y prepararse para el frío del invierno.

El mayor número de horas de exposición a los rayos ultravioletas del sol y las pocas horas de oscuridad producen un aumento de radicales libres capaces de oxidar a nuestras células. Además, los que nos vamos de vacaciones en verano solemos tener más excesos y desórdenes en las comidas, a veces un mayor consumo de alcohol si somos bebedores sociales (en vacaciones todos los días son fin de semana), y otras veces más sedentarismo o, al contrario, más ejercicio. Todo esto, a pesar de ser un descanso mental, supone un desgaste para nuestras células.

Este desgaste celular produce un exceso de metabolitos, de desechos, de basura que tiene que ser eliminada. Una de las claves en el envejecimiento es el equilibrio entre ese cúmulo de desechos y la limpieza de estos. Si acumulamos demasiada basura, las células dejan de funcionar correctamente, pues están intoxicadas. Hay muchas enfermedades cuyo origen está precisamente en ese ensuciamiento celular (enfermedades autoinmunes, neurológicas, reumatológicas e incluso cánceres).

A nivel microscópico, ese ensuciamiento significa proteínas dañadas, lípidos oxidados y orgánulos fatigados que ocupan espacio y consumen recursos. El equilibrio entre la producción de residuos y la capacidad de actuación de los sistemas de limpieza (autofagia, antioxidantes endógenos y eliminación de residuos) determina el ritmo en el que envejecemos.

El otoño es precisamente esa época en la que tenemos que ayudar a nuestro organismo para esa limpieza, y procurar que esté preparado para el invierno, para esa bajada de temperaturas y para luchar contra los virus que aparecen en las épocas frías. El otoño tiene que ser calma. Tenemos que minimizar el aporte de basura (si consumimos menos tóxicos, las digestiones serán más ligeras) y aumentar las brigadas de limpieza (si la función biliar mejora, el tránsito intestinal será eficaz, y el sudor y la orina, suficientes). De este balance depende que la célula pueda volver a trabajar en un entorno limpio y despejado o que continúe nadando entre basura y, al final, enferme.

Igual que los árboles pierden sus hojas porque tienen que hacerse fuertes para sobrevivir en el invierno y así resurgir con fuerza en la siguiente primavera, nosotros tenemos que hacer algo similar. Nuestro cuerpo va a emplear toda la energía en fortalecer todo lo que sea vital para él y, a lo que no lo sea: pelo, uñas… le va a cerrar el grifo, como hacen los árboles con sus hojas. ¿Entiendes entonces por qué hay más tendencia a la pérdida de cabello en otoño? Cerrar el grifo no es un fallo, es una buena gestión de recursos.

Y como los días se van acortando y vamos teniendo menos horas de luz, nuestro cuerpo se adapta disminuyendo su energía. A veces lo sentimos como cansancio, apatía y falta de concentración.

Y, ¿cuál es el órgano que más trabaja cuando se trata de desintoxicar a todo el organismo? Nuestro hígado.

El hígado

El hígado es el principal órgano de desintoxicación y uno de los más importantes en nuestro metabolismo.

Sus principales funciones son:

1. Metaboliza la glucosa procedente de los hidratos de carbono de nuestra comida para la producción de

energía, almacena la sobrante en forma de glucógeno y mantiene el nivel de glucosa en sangre cuando esta hace falta, liberándola de sus reservas.

2. Metaboliza las grasas para, entre otras cosas, fabricar el colesterol, necesario para mantener en perfecto estado las membranas de todas las células.

3. Produce la bilis, indispensable para digerir las grasas y poder absorberlas.

4. Metaboliza proteínas, algo clave para el transporte del colesterol y de minerales como el hierro, la fabricación de hormonas, factores de coagulación, aminoácidos y enzimas.

5. Fortalece nuestro sistema inmune, destruyendo bacterias, virus y moléculas extrañas al cuerpo.

6. Desintoxica la sangre, neutralizando y metabolizando tóxicos como el alcohol, fármacos, pesticidas, conservantes y toxinas.

El hígado es, a la vez, central energética, laboratorio químico y aduana. Te lo explico de una manera muy sencilla, la única forma de entender este complejo órgano. Imagínate que el hígado es una fábrica a la que llegan todos los días un montón de camiones a través de dos vías:

- Por la arteria hepática, que viene de la aorta, llegan las sustancias que están circulando por la sangre: fármacos, alcohol, hormonas, radicales libres...
- Por la vena porta, llega lo que procede del intesti-

no tras haber comido: nutrientes, minerales, vitaminas y también residuos tóxicos como aditivos, conservantes, toxinas…

Una vez llegan los camiones, hay tres acciones que se producen en cadena:

1. Fase I: Abrir los contenedores. Las enzimas del citocromo P450 abren todas las cajas que hay en el contenedor y las activan para que el producto se pueda manipular. Esta activación produce residuos (pensemos en cartones, bolitas de poliespán, cuerdas…). Si abres muchas cajas a la vez y no tienes quien vaya sacando rápido los residuos y moviendo el material, se te va a acumular todo y se va a saturar el inicio de la cadena. A ti, ese cúmulo que no avanza te hace sentir más cansancio, dolores de cabeza, náuseas o embotamiento.

2. Fase II: Es la que hace que los residuos y el contenido de las cajas se vuelvan solubles para poder eliminarlos. A esta fase llegan las cajas abiertas y todo tiene que ser clasificado para lanzarlo hacia la salida. Ahí se marcan con etiquetas según la forma en que se van a solubilizar para eliminarse:

   a) Etiqueta «glucuronización», para hormonas, fármacos (ibuprofeno, paracetamol, lorazepam), bilirrubina…

   b) Etiqueta «sulfatación», para estrógenos, paracetamol, tiroxina…

c) Etiqueta «conjugación con glutatión», para los más peligrosos: herbicidas, pesticidas, disolventes, hidrocarburos…

3. Fase III: Transporte y excreción. Las etiquetas han transformado un residuo peligroso en un paquete seguro y soluble, que puede salir por dos vías:

- Si el paquete es pequeño, será transportado por la sangre hacia el riñón y se eliminará por la orina.
- Si el paquete es grande, será transportado por la bilis al intestino y de ahí se eliminará por las heces.

Piensa entonces en el otoño como el momento perfecto para ordenar estos almacenes. Haz que no lleguen tantos camiones con residuos, deja que se revisen y reparen todas las máquinas (enzimas), repón las etiquetas (glutatión y cofactores) y asegúrate de que las vías de salida estén despejadas, con una bilis fluida, buena hidratación y buen tránsito intestinal.

Como ves, es un órgano vital que trabaja sin descanso para que podamos seguir vivos. Por eso es importantísimo mimarlo, depurarlo y limpiarlo para que pueda mantenerse como aliado en nuestra salud. Y el otoño es la mejor época del año para hacerlo. ¡Vamos a ver cómo!

El hígado trabaja sin descanso. Por él pasan constantemente unos 90-100 litros de sangre cada hora, arterial (de la aorta) y venosa (del sistema digestivo y del bazo) con nutrientes y también con tóxicos para eliminar. Cuando llegan sustancias dañinas, el hígado es capaz de inactivarlas en una primera fase, y, en una segunda fase, las convierte en sustancias solubles para poder ser eliminadas a través de la bilis y la orina. Piensa, entonces, que en épocas en las que hay mucho tóxico, el hígado va a acumular demasiadas sustancias dañinas si la fase de eliminación no da abasto. Para evitarlo, ten en cuenta los siguientes consejos:

- **Ayuno**: Es una de las formas más eficaces de depurar el hígado. Si el sistema digestivo no trabaja, produces menos productos procedentes de la digestión. Das tiempo a limpiar mientras ensucias menos. El ayuno es una terapia muy sana y fácil de realizar, capaz de favorecer esa fase de eliminación de tóxicos y de activar la autofagia, la capacidad que tiene nuestro cuerpo de destruir las células muertas, los desechos metabólicos del interior de las células, todo lo que ya no sirve. Haz, de vez en cuando, algún semiayuno de dieciséis horas para dar tiempo a esa autolimpieza.
- **Bebe suficiente agua**: Si queremos limpiar, qué mejor vehículo de eliminación que el agua. Pero escucha a tu cuerpo, ¡no hace falta que te encharques!

- **Aliméntate bien**: Come productos de temporada y, si puede ser, libres de pesticidas. Verduras variadas y de distintos colores, para asegurar todo tipo de vitaminas y minerales; frutas que no tengan un índice glucémico alto; cereales no inflamatorios, como el arroz y la quinoa; frutos secos y semillas al natural o tostados; legumbres; proteínas de calidad como los huevos, pescados y carnes magras y aceites de primera presión en frío. A la hora de alimentarte, piensa en los colores del otoño: elige frutas como las naranjas, los pomelos, los caquis, las manzanas, las uvas, las maravillosas granadas, de gran poder antioxidante... Y verduras como las zanahorias, las calabazas, las berenjenas, los cardos, las acelgas, los boniatos...
- **Haz ejercicio**: Para depurar nuestro hígado, es importantísimo aumentar el gasto. Haz un ejercicio acorde con tus condiciones físicas. A veces es suficiente con andar más de lo normal, pero es recomendable incorporar también ejercicios de fuerza, fundamentales para la salud a partir de los cuarenta y cinco años, más o menos. Es importante utilizar todo lo almacenado y activar la utilización de las grasas, la glucosa y las proteínas. ¡Para el hígado es fundamental! Tenemos que movilizarnos metabólicamente para poder renovar nuestras células y mejorar nuestra calidad y tiempo de vida. Parece una comparación tonta, pero piensa en una empresa que no moviliza y renueva su stock, y que lo va acumulando poco a poco. Al final acaba enfermando y, a veces, quiebra.

- **Consume alimentos que ayuden a limpiar el hígado:** Hay que pensar en sustancias, en principios activos que, en primer lugar, ayuden al hígado a proteger sus células, que sean hepatoprotectores, que tengan poder antioxidante y antiinflamatorio, que estimulen la producción de bilis, un vehículo de eliminación de tóxicos, metales pesados, colesterol…, y que faciliten esta eliminación estimulando al hígado y la vesícula.

Estas son plantas que puedes tomar en infusión o en productos que las combinen, pero siempre con el asesoramiento de un médico, un nutricionista o un farmacéutico, ya que algunas están contraindicadas si tomas anticoagulantes o antihipertensivos, durante el embarazo o para niños o personas que sufran enfermedades hepáticas:

- Cardo mariano: su principio activo principal, la silimarina, es un gran hepatoprotector y antioxidante, capaz de regenerar células hepáticas.
- Boldo: estimula la producción de bilis, gran hepatoprotector y antiinflamatorio, con demostrada capacidad regeneradora de las células hepáticas.
- Desmodium: antiviral y detoxificante de tóxicos y metales pesados, muy útil cuando las transaminasas están elevadas.
- Alcachofera: contiene cinarina, que fluidifica la bilis, por lo que se trata de un buen antioxidante y hepatoprotector.

- Diente de león: muy utilizado en terapias de desintoxicación por su poder diurético y depurativo.

Todas estas ayudas tienen un objetivo común: proteger, activar y desbloquear. Nos protegen estabilizando las membranas celulares y frenando la oxidación para que las células del hígado puedan funcionar perfectamente. Y nos activan favoreciendo la fabricación de bilis y manteniendo su flujo, imprescindible para que salgan los residuos más peligrosos. También desbloquean, para que la vesícula, el intestino y el riñón estén en condiciones de ser la ruta de evacuación ágil de todo lo que les viene. Si esta ruta es lenta, el hígado se ve obligado a almacenar, y cualquier intento de limpiarlo será contraproducente. Por eso, estas herramientas, bien elegidas y personalizadas, son ideales para la salud del hígado, pero, usadas sin criterio, pueden forzar y dañar nuestro cuerpo.

Glutatión: el «antioxidante rey»

Podemos decir que el glutatión es nuestro mejor aliado en la lucha contra el envejecimiento celular. Es el que nos defiende con más eficacia de la oxidación, del daño que día a día va generándose en nuestras células y, por tanto, en nuestro cuerpo. Este daño está provocado por unos agentes oxidantes, los peróxidos.

Los peróxidos son los productos que se generan por el metabolismo celular, los residuos producidos por el trabajo que realizan nuestras células. En nuestra actividad normal, todas las células producen peróxidos que, en pequeñas cantidades, son sanos, pues aportan información a las células y, a los sistemas de regulación y protección de nuestro cuerpo, de lo que está pasando y lo que hay que ir haciendo. Es como si mandaran señales («Actívame esto o fréname aquello») para mantener todo sano y en equilibrio.

El problema está cuando se producen peróxidos en exceso: con el sol intenso, el alcohol, el tabaco, la contaminación, los aceites recalentados, el ejercicio intenso, el estrés, la hemoglobina glicosilada alta (altos niveles de glucosa en sangre), las infecciones o el exceso de paracetamol... Entonces, estos peróxidos dejan de ser señaladores, informadores para el resto de las células, y causan daño: oxidan y dañan las membranas celulares, las mitocondrias y el ADN de las células. Esto provoca envejecimiento celular, arterioesclerosis, necrosis hepática, degeneración en riñones, daño muscular, roturas de ADN y muerte celular.

Y ¿quién se encarga de protegernos de todo este daño? Pues, efectivamente, el glutatión. Lo que hace es, precisamente, neutralizar a estos peróxidos, enganchándose a ellos para poder eliminarlos sin que nos dañen.

Por eso es tan importante tener cantidades suficientes de glutatión en nuestro cuerpo, para poder protegernos en situaciones dañinas. Lógicamente, en el hígado, el órgano más importante en la detoxificación, es donde más glutatión se concentra. El hígado es donde el glutatión se fabrica, se almacena y se distribuye al resto de órganos, de ahí la importancia de limpiarlo bien y mantenerlo en perfecto estado después de una época como el verano, y tendremos que rellenar los almacenes de glutatión si queremos recuperarnos y mantener nuestra buena salud.

El glutatión es un tripéptido, es decir, una proteína formada por tres aminoácidos: ácido glutámico, cistina y glicina. En los alimentos que consumimos podemos encontrar perfectamente estos aminoácidos y el resto de los factores imprescindibles para la fabricación del glutatión:

- El **ácido glutámico** se encuentra en todas las proteínas: carnes, pescados, huevos, legumbres, cereales integrales.
- La **cisteína** se encuentra en el huevo, la proteína del suero de leche, el líquido que vemos en los yogures y que no deberíamos tirar, los pescados, el pollo, el pavo o las legumbres
- La **glicina**, en las legumbres, los huevos, el pescado, el caldo de huesos, las gelatinas o la soja.

Y como cofactores:

- Las **vitaminas B6, B9 y B12** están en el huevo, el pescado o las verduras de hoja verde y las legumbres.
- Las **vitaminas B2 y B3**, en los lácteos, pescados azules y frutos secos.
- El **selenio** lo encontramos en el huevo, en las nueces de Brasil, el pescado y los mariscos.

- Los **compuestos azufrados** (como el sulforafano) están presentes en las crucíferas (brócoli, kale, col) y aliáceas (ajo y cebolla). Estos compuestos mandan una señal para activar la fabricación y el reciclaje del glutatión. El cuerpo fabrica glutatión en cuanto detecta oxidación o daño en nuestras células. También se puede estimular la fabricación con el sulforafano del brócoli. Prefiero comer brócoli para rellenar mis depósitos que tener que provocar su fabricación dañando a mis células…

El estado de ánimo

Aparte de la bajada de energía por ese trabajo extra que tiene que realizar nuestro hígado, existe otro factor en el que también podemos ayudar con nuestra alimentación. Se trata de la relación entre serotonina y melatonina. Este eje serotonina-melatonina es el verdadero metrónomo del otoño: cuando la luz disminuye, nuestro cuerpo redistribuye los productos químicos que utiliza para estar despierto (para producir serotonina) hacia poder dormir y poder reparar (producir melatonina). Es una prioridad biológica, pues el cuerpo prefiere invertir más en descanso profundo y protección antioxidante que en mantenernos despiertos y alerta, lo que se traduce en un tono emocional más bajo.

La **melatonina** es la principal hormona implicada en la regulación del ciclo sueño-vigilia. Es un poderoso antioxidante, clave en el envejecimiento, e interviene de forma importantísima en nuestro sistema inmune. La formación de melatonina está relacionada con la exposición a la luz. Cuanta menos luz hay, mayor es la cantidad de melatonina fabricada. Cuando aumentan los niveles de melatonina también lo hace el cansancio y las ganas de dormir. Tiene, por tanto, sus cosas buenas y sus cosas incómodas, como es la somnolencia y el bajo tono general.

Existen alimentos que poseen precursores de la melatonina, como son el plátano, las cerezas, la avena, las nueces y el vino tinto, entre los principales. Estos precursores dietéticos de la melatonina no fuerzan su fabricación, facilitan que el ciclo del sueño mantenga su potencia antioxidante. El resultado: un organismo que amanece más restaurado, aunque tengamos la sensación de que el día sea gris.

La melatonina se produce en la oscuridad a partir de la **serotonina**, un neurotransmisor que está muy relacionado con nuestro estado emocional. Cuando baja la serotonina, nuestro estado de ánimo baja también. Y muchos estudios demuestran que, cuando las horas de luz bajan, también lo hacen los niveles de serotonina. Piensa que si, además de fabricar poca serotonina, esta la empleamos en producir más melatonina, nos encontramos con poquísima serotonina y demasiada melatonina. Imagina cómo están los ánimos y la energía cuando estamos en esta estación del año. Pero no a todo el mundo le afecta igual, ¿eh? No todos los cerebros reaccionan igual ante la misma reducción de luz. Y la alimentación es capaz de mejorar el terreno: cuanto mejor funcione el hígado y más calmado esté el intestino, menos dramático será el descenso de la serotonina.

La serotonina es sintetizada a partir de su precursor, el **triptófano**, un aminoácido presente en muchos alimentos. Por tanto, es fundamental aportar suficiente cantidad de triptófano en nuestra alimentación para mantener un adecuado nivel emocional y un correcto descanso. Pero aportar triptófano tiene sentido cuando nuestro cuerpo es capaz de transformarlo con facilidad en serotonina y, por la noche, en melatonina. Y eso solo ocurre con una buena función digestiva, un hígado con las salidas de limpieza despejadas y un cerebro que recibe señales claras de si es de día o de noche. Por eso es recomendable regular el uso de móviles, televisores o pantallas ya en la cama.

Los alimentos más ricos en triptófano son:

- Las semillas de calabaza, sésamo y girasol.
- El queso cheddar.
- La soja y sus derivados.
- El pollo y el pavo.
- El pescado blanco, el salmón y el atún.
- Los huevos.
- Las almendras.
- Los plátanos.
- El cacao.

Pero hay otros alimentos que son capaces de agotar al triptófano, disminuyendo su actividad: el azúcar, las harinas y el exceso de grasas saturadas. Es fácil que, por nuestro estado de ánimo, busquemos esos azúcares al final del día, pues a corto plazo calman, pero luego dificultan el acceso del triptófano al cerebro y empiezan a provocarnos esa montaña rusa de subidas y bajadas en nuestra energía y nuestro ánimo. Evitar esos picos de glucosa te lleva a tener un terreno con menos inflamación, lo que permite que el triptófano sea un precursor de bienestar y de sueño reparador.

Así que tenemos que buscar el equilibrio, darle a nuestro organismo la suficiente cantidad de este aminoácido y que pueda utilizarlo en condiciones.

> Si emocionalmente estamos bien, nuestro sistema digestivo también lo estará. Y si nuestro sistema digestivo está bien, nuestro sistema inmune, nuestras defensas, también lo estarán.

Estimular el nervio vago: un buen aliado

El nervio vago es el interruptor que nos lleva a la calma, a estar tranquilos. Controla cerebro, intestino, corazón y sistema inmune. Cuando está activo, todo funciona bien: mejores digestiones, menos inflamación, el sistema inmune distingue mejor lo propio de lo extraño, dormimos mejor y el ánimo es más estable.

Existen dispositivos que se colocan en la oreja o en el

cuello y que estimulan el nervio vago, pero hay otras formas más sencillas y baratas de hacerlo:

- La respiración diafragmática, inspirando lenta y profundamente por la nariz, inflando el abdomen y exhalando muy despacio. Notarás calma inmediata.
- Cantar, recitar, tararear o hacer «OM», pues las cuerdas vocales, al vibrar, estimulan el nervio vago a su paso por la garganta.
- Mojarte la cara con agua fría: es muy efectivo. Si lo haces en agua muy fría, sumergiendo la zona de los ojos y mejillas unos quince segundos, estimularás el trigémino, que activa al vago y baja el ritmo cardiaco. Si lo pruebas, no lo hagas de pie, porque las pulsaciones a veces bajan muy rápido.
- Caminar, andar descalzo por la hierba o practicar yoga, taichí o qigong (conocido como «chi kung»).
- Meditar, recibir masajes, reírse…

Todas estas técnicas transmiten calma a tu cuerpo, por lo que, tanto en primavera como en otoño, las estaciones de mayor cambio en nuestras emociones, son un tratamiento muy efectivo del que no te debes olvidar.

Probióticos en otoño

El eje intestino-cerebro sufre en otoño en ambas direcciones: la bajada de horas de luz, el cambio de ritmo, las comidas más calóricas que en verano, el estrés del inicio de curso o de proyectos…, todo afecta. Es como la fábrica silenciosa del ánimo otoñal.

Una microbiota sana, en equilibrio:

- favorece la producción de serotonina, que tanta falta nos hace en el otoño;
- mejora el sistema inmune, importantísimo en la defensa contra los virus que llegan con el frío;
- mejora el sistema digestivo, manteniendo el equilibrio en nuestra flora para mejorar la capacidad de digestión de alimentos más calóricos;
- reduce la inflamación al modular la respuesta inmunitaria intestinal.

Es, por tanto, un buen momento para tomar algún probiótico si necesitas reparar o restaurar tu flora intestinal.

Elige probióticos de amplio espectro que incluyan *Lactobacillus* y bifidobacterias, y pruébalos unas 3-4 semanas. Su efectividad sobre la digestión y la inmunidad está muy demostrada.

También, por supuesto, puedes conseguirlo con tu alimentación, sin necesidad de cápsulas, a base de:

- Probióticos procedentes de alimentos fermentados: yogures, kéfir, verduras fermentadas como el chucrut o el kimchi, soja fermentada como el miso y el tempeh, o bebidas fermentadas como la kombucha.

- Prebióticos que alimenten a las bacterias sanas de nuestra flora: la fibra fermentable de los puerros, cebollas, ajos, alcachofas, espárragos; el almidón resistente de patatas o arroces cocidos y enfriados, fuente del famoso butirato, buen antiinflamatorio y alimento de las células del colon; legumbres, plátanos y avena. Y polifenoles de las granadas, manzanas, uvas, té, cacao o del aceite de oliva virgen extra, que mejoran la integridad de la pared intestinal, promoviendo la unión entre células y reduciendo su inflamación.

Piensa en todo lo que hemos descrito de nuestra maquinaria interior: el hígado, nuestro órgano depurador maravilloso y silencioso, que necesita calma para poder trabajar como sabe: abrir la mercancía que le llega para desempaquetarla, etiquetarla y eliminarla por las vías correctas. Si respetamos el ritmo de esta cadena, con menos llegada de camiones y más fluidez en la salida, los almacenes volverán a llenarse de glutatión, y este es capaz de apagar todos los fuegos que el verano encendió.

El intestino, si somos capaces de mimarlo y de cuidarlo, vuelve a ser el maravilloso filtro que es capaz de ser, el que selecciona lo que entra o no entra en tu sangre, después de haber comido lo que sea y ¡con todo lo que puede llegar a contener!

La microbiota, ese ejército de bacterias que controla todo lo que pasa ahí adentro, que conversa constantemente con el cerebro y que, si está en equilibrio, se convierte en el guardián perfecto de las paredes del intestino, es capaz de conseguir que nuestro ánimo se calme, que nuestro sueño sea más profundo y que así nuestro cuerpo pueda tener la energía necesaria para estar como debería estar, si no lo alterásemos: SANO.

Si tenemos en cuenta toda esta información, podremos elegir nuestra alimentación de manera más consciente. Entender el porqué es la forma de ayudar a nuestro cuerpo a seguir el ritmo de la naturaleza

MENÚS Y RECETAS DE OTOÑO

La semana de menús que hemos preparado está pensada para acompañar esta estación de limpieza y de reparación con platos que faciliten la digestión y ayuden al hígado a trabajar para mantener estable la energía y el ánimo cuando vayan disminuyendo las horas de luz. Son menús que dejan menos carga tóxica y favorecen la depuración facilitando la fluidez de la bilis, un buen tránsito intestinal e hidratación.

Encontrarás combinaciones muy otoñales (calabaza, setas, uvas, higos, granadas) con proteínas limpias y grasas de calidad (merluza, salmón, pavo, conejo, huevos, frutos secos, AOVE), legumbres y pseudocereales (quinoa) con verduras. Son platos fáciles de digerir, con fibra prebiótica y antioxidantes para reponer el glutatión.

Este menú está pensado para que cocines fácil, con ingredientes que se repiten a propósito y preparaciones que permiten intercambiar comidas y cenas por elaboraciones más sencillas para ti.

Hidrátate sin llegar a sentir sed para favorecer la limpieza, mastica con calma para no sobrecargar el sistema digestivo y cena ligero y temprano para favorecer la reparación nocturna. Con estos hábitos y el modelo de menú que te proponemos, conseguirás que el otoño sea una estación en la que logres un equilibrio digestivo, energético y anímico.

Y si también buscas ideas de desayuno aptas para todo el año, consulta el cuadro de la página 44.

	COMIDA	**CENA**

Día 1	Alcachofas con jamón
	Lomos de merluza con
	    aceite de perejil
	Yogur
		Ensalada de higos con
		    jamón
		1 pera

Día 2	Crema de calabaza con
	    setas
	Conejo con setas y cerveza
	    negra
	1 pieza de fruta
		Pulpo con crema de
		    calabaza
		Yogur

Día 3	Ensalada templada
	    de uvas
	Salmón con calabacín
	    en papillote
	Yogur
		Ensalada Peramán
		    (ensalada con huevo
		    frito)
		1 pera

Día 4	Pavo al pesto con verduras Cuajada con nueces	Ensalada de berenjenas 1 chirimoya o manzana

Día 5	Crema de calabaza con
	    garbanzos
	Lomo a la plancha con
	    queso
	2 mandarinas
		Rollito de salmón con
		    queso y uvas
		Queso curado y unas
		    almendras

Día 6	Quinoa con verduras
	Lubina al horno
	Yogur
		Tortilla de setas al oporto
		    y jamón serrano
		1 manzana y queso
		    manchego

Día 7	Salmorejo de remolacha
	Secreto con salsa de
	    espinacas
	Mandarinas o manzana
		Ensalada de mandarina
		    y remolacha
		Yogur con frutos rojos
		    y nueces

DÍA 1

ALCACHOFAS CON JAMÓN

Ingredientes para 2 raciones

- 6-8 alcachofas frescas
- 1 diente de ajo
- 80 g de taquitos de jamón
- AOVE
- sal
- zumo de limón

Elaboración

1. Limpiar las alcachofas quitando las hojas duras, cortar las puntas y partirlas en cuartos.
2. Ponerlas en un bol con agua fría y zumo de limón para que no se oscurezcan.
3. En una cazuela con agua y sal, poner las alcachofas a cocer unos 13-15 min (que queden tiernas).
4. En una sartén grande calentar el AOVE y añadir el ajo en láminas. Cuando se doren, añadir los tacos de jamón y saltear 1 min.
5. Incorporar las alcachofas bien escurridas y saltear a fuego medio 3-4 min.
6. Servir con un chorrito de AOVE.

CLAVES NUTRIVAZQUEZ

Se trata de un plato rico en fibra, antioxidantes y proteínas ligeras, ideal para depurar el organismo y cuidar el hígado.

Las alcachofas son ricas en cinarina y fibra prebiótica (inulina), compuestos que estimulan la función hepática y biliar, favorecen la digestión de las grasas y ayudan a eliminar toxinas. Su contenido en potasio y magnesio contribuye al equilibrio hídrico y al buen funcionamiento muscular.

El jamón serrano aporta proteínas de alta calidad, hierro

hemo y zinc, nutrientes esenciales para la regeneración celular y el fortalecimiento inmunitario.

El ajo añade alicina, un compuesto sulfurado con efecto antibacteriano y cardioprotector, y el aceite de oliva virgen extra aporta grasas monoinsaturadas y polifenoles que mejoran la salud cardiovascular y potencian la absorción de vitaminas liposolubles.

El toque de zumo de limón no solo evita la oxidación de las alcachofas, sino que aporta vitamina C y ácidos orgánicos que mejoran la absorción del hierro del jamón y estimulan la función digestiva.

Un plato sencillo que ayuda a la función hepática.

LOMOS DE MERLUZA CON ACEITE DE PEREJIL

Ingredientes para
2 raciones

- 4 lomos de merluza
- 150 g de setas
- 10 espárragos trigueros
- 2 dientes de ajo
- 1 cayena
- sal
- pimienta
- AOVE
- perejil

Elaboración

1. Poner el AOVE y el perejil en un vaso de batir y triturar muy bien con la batidora. Reservar.
2. Cocinar las setas en una sartén con un poquito de AOVE y sal.
3. Cocinar los trigueros en la misma sartén o en la freidora de aire 8-10 min a 180 °C.
4. Poner de nuevo la sartén con poco AOVE, añadir la cayena y los ajos laminados. Cuando estén dorados, retirarlos y freír en ese aceite los lomos de merluza salpimentados, más o menos 1 min por cada lado, dependiendo del grosor.
5. Emplatar los espárragos, al lado la merluza, colocar las setas por encima con los ajos laminados y rociar con el aceite de perejil.

CLAVES NUTRIVAZQUEZ

Una receta ligera, rica en proteínas de alta calidad y perfecta para cuidar el sistema inmunitario y digestivo. La merluza aporta omega 3 y minerales esenciales (yodo, selenio, fósforo), que mejoran la salud cardiovascular y el funcionamiento del tiroides. El aceite con perejil aporta clorofila, hierro y vitamina K, potenciando la depuración del organismo. Las setas y los trigueros refuerzan el poder antioxidante del plato gracias a su contenido en polifenoles y fibra prebiótica, que favorecen una microbiota equilibrada.

ENSALADA DE HIGOS CON JAMÓN

Ingredientes para 2 raciones

- 80 g de espinacas baby (o mezcla de brotes tiernos)
- 4 higos frescos, lavados y cortados en cuartos
- 40 g de queso azul, feta o de cabra (según preferencia)
- 40 g de jamón serrano en virutas o lonchas finas
- 1 cda. de salsa pesto
- 1 cda. de AOVE
- nueces o almendras tostadas para aportar textura
- zumo de limón

Elaboración

1. Lavar y escurrir bien las espinacas baby. Colocarlas en una fuente o en dos platos individuales.
2. Distribuir por encima los higos cortados en cuartos, el queso desmenuzado y las virutas de jamón serrano.
3. Mezclar en un pequeño bol el pesto con el AOVE.
   Si prefieres un sabor más suave, añade unas gotas de zumo de limón o un poco de agua para aligerar la salsa.
4. Regar la ensalada con el aliño justo antes de servir.
5. Añadir unas nueces o almendras tostadas.

CLAVES NUTRIVAZQUEZ

Esta ensalada es rica en antioxidantes, fibra y proteínas. Los higos frescos aportan vitamina C, calcio, magnesio y polifenoles, que favorecen la circulación y la salud intestinal. Las espinacas baby son fuente de hierro, ácido fólico y clorofila, mientras que el jamón serrano añade proteínas de alta calidad y zinc. El queso azul o de cabra son fuente de calcio y grasas saludables, y la salsa pesto con aceite de oliva virgen extra y frutos secos aportan vitamina E y omega 9 con acción antiinflamatoria y cardioprotectora. Es una ensalada nutritiva, ligera y revitalizante.

DÍA 2

CREMA DE CALABAZA CON SETAS

**Ingredientes para
2 raciones**

- 500 g de calabaza
- ½ cebolla
- 1 puerro (solo la parte blanca)
- 1 diente de ajo (½ para la crema y ½ para las setas)
- 2 cdas. de AOVE
- 400 ml de caldo de pollo (o vegetal)
- 1 cdta. de za'atar
- sal y pimienta al gusto
- 150 g de setas variadas (shiitake, champiñones, setas de ostra, etc.)
- 1 cda. de semillas de calabaza
- germinados frescos (opcional)

Elaboración

1. Pelar la calabaza, retirar las semillas y cortarla en dados medianos.
2. En una olla, calentar 1 cda. de AOVE y añadir la cebolla y el puerro troceados. Pochar a fuego medio 5-6 min hasta que estén tiernos.
3. Añadir la calabaza y medio diente de ajo picado. Salpimentar, agregar el za'atar y cubrir con el caldo de pollo. Cocinar a fuego medio durante unos 25-30 min, hasta que la calabaza esté muy blanda.
4. Retirar del fuego y triturar hasta obtener una crema fina y homogénea.
5. En una sartén aparte, calentar 1 cda. de AOVE y saltear las setas con el medio diente de ajo restante en láminas. Cocinar 4-5 min, hasta que queden doradas y tiernas. Ajustar de sal.
6. Servir la crema caliente en cuencos, colocar las setas salteadas por encima, espolvorear las semillas de calabaza y, si deseas, decorar con germinados frescos y un chorrito de AOVE.

Esta receta es un auténtico refuerzo otoñal, rica en betacarotenos, antioxidantes y minerales que fortalecen el sistema inmunitario.

La calabaza aporta vitaminas A, C y potasio, favoreciendo la salud ocular, cutánea y cardiovascular, mientras que el puerro, la cebolla y el ajo actúan como depurativos naturales y estimulan las defensas.

Las setas son fuente de vitaminas del grupo B, selenio y compuestos inmunomoduladores, ideales para proteger el organismo frente a infecciones.

El toque de za'atar y aceite de oliva virgen extra añade polifenoles antiinflamatorios y un plus de sabor mediterráneo.

Es una crema nutritiva, digestiva, perfecta para transiciones de estación o días fríos.

CONEJO CON SETAS Y CERVEZA NEGRA

Ingredientes para 2 raciones

- 500 g de conejo troceado
- sal y pimienta negra al gusto
- 3 cdas. de AOVE
- 8-10 dientes de ajo, enteros y ligeramente aplastados
- ½ cebolla grande, picada fina
- 1 hoja de laurel
- 300 g de setas variadas (champiñones, níscalos, setas de cardo, etc.)
- ½ lata de cerveza negra (unos 170 ml)
- trufa negra fresca o en aceite (opcional, para rallar al final)

Elaboración

1. En una cazuela amplia o sartén profunda, calentar el AOVE y añadir los dientes de ajo ligeramente aplastados. Dorar los ajos unos segundos y, a continuación, incorporar el conejo. Freír a fuego medio-alto durante unos 8-10 min, hasta que quede bien dorado por todos los lados.
2. Retirar momentáneamente el conejo y, en el mismo aceite, añadir la cebolla picada y la hoja de laurel. Sofreír 5 min hasta que la cebolla esté transparente. Incorporar las setas troceadas, sazonar ligeramente y cocinar otros 5 min, removiendo de vez en cuando.
3. Devolver el conejo a la cazuela, mezclar bien con las verduras y verter la cerveza negra. Remover para que los jugos se integren y llevar a ebullición. Reducir el fuego, tapar parcialmente y cocinar a fuego medio-bajo durante 25-30 min, hasta que la carne esté tierna y la salsa haya reducido
4. Si deseas, ralla un poco de trufa negra por encima justo antes de servir para un aroma más intenso.

Este plato es una excelente fuente de proteínas magras y hierro fácilmente asimilable, ideal para mantener la masa muscular y la energía estable.

El conejo, bajo en grasa y rico en vitaminas del grupo B (especialmente B3 y B12), favorece el metabolismo energético y la salud cardiovascular.

Las setas aportan fibras, minerales (selenio, fósforo, potasio) y compuestos bioactivos con efecto antioxidante e inmunoprotector, mientras que la cerveza negra, usada en la cocción, añade malta y polifenoles que potencian el sabor y el poder antioxidante del guiso.

El toque de ajo, laurel y trufa contribuye con propiedades digestivas y antiinflamatorias, convirtiendo este plato en una opción nutritiva y equilibrada, perfecta para épocas frías o de mayor desgaste físico.

PULPO CON CREMA DE CALABAZA

Ingredientes para 2 raciones

- 200 gr de calabaza
- AOVE, sal, pimentón y unas hierbas provenzales secas
- ½ cdta. de cúrcuma y un pellizco de jengibre en polvo.
- 60-80 ml de caldo de pollo o de verduras
- 1 pata de pulpo cocida (unos 200 g)
- mayonesa y pimentón picante o dulce
- perejil
- sal en escamas

Elaboración

1. Cortar la calabaza en trocitos pequeños e impregnarlos en AOVE, sal, pimentón, cúrcuma, jengibre y las hierbas provenzales.
2. Meter en la freidora 15 min a 180 °C, removiendo a mitad de cocción. Si no, en sartén o al horno.
3. Poner la calabaza asada en una cazuela con el caldo y dejarlo cocinar tapado unos 5 min. Triturar hasta que quede una crema espesa y suave.
4. Impregnar bien el pulpo con sal, pimentón y AOVE y meterlo en la sartén o en la freidora 15 min a 200 °C, dando vuelta a mitad de cocción.
5. Preparar una salsa mezclando la mayonesa con el pimentón.
6. Servir una base de puré de calabaza, el pulpo con unas escamas de sal, la mayonesa de pimentón y un chorrito de AOVE batido con perejil.

El pulpo es una excelente fuente de proteína magra, hierro, zinc y vitamina B12, nutrientes esenciales para la regeneración muscular, la función nerviosa y la producción de glóbulos rojos. Su bajo contenido en grasa lo convierte en un alimento ligero y muy digestivo.

La calabaza aporta betacarotenos (provitamina A), vitamina C y potasio, con efecto antioxidante y protector de las mucosas, ayudando a mantener una piel sana y a reforzar las defensas.

Las especias cúrcuma, jengibre y pimentón, aportan un potente efecto antiinflamatorio, digestivo y termogénico. La cúrcuma destaca, además, por su acción hepatoprotectora y antioxidante gracias a la curcumina.

El aceite de oliva virgen extra aporta grasas saludables que mejoran la absorción de los carotenoides de la calabaza, y el perejil fresco potencia el efecto depurativo y antioxidante.

DÍA 3

ENSALADA TEMPLADA DE UVAS

**Ingredientes para
2 raciones**

- 60 g de rúcula fresca
- 1 burrata de
  100-120 g
- 40 g de jamón
  serrano o ibérico (en
  lonchas finas o en
  virutas)
- 120 g de uvas
  (blancas y/o
  moradas)
- 20 g de pistachos
  pelados troceados
- ½ cdta. de hierbas
  provenzales
- sal
- AOVE

Para la vinagreta:
- 3 cdas. de AOVE
- 1 cdta. de mostaza de
  Dijon
- 1 cda. de vinagre de
  manzana
- 1 pizca de sal marina
- zumo de media
  naranja

Elaboración

1. Lavar y secar bien la rúcula.
2. Saltear las uvas 1 min en una sartén con
   un poquito de AOVE, sal y hierbas
   provenzales. Reservar.
3. Para la vinagreta, en un pequeño bol
   mezclar el AOVE, la mostaza, el vinagre
   de manzana, el zumo de naranja y una
   pizca de sal. Batir con un tenedor hasta
   emulsionar. Reservar.
4. Colocar la rúcula en el fondo del plato,
   distribuir las uvas y el jamón por encima,
   y añadir la burrata en el centro.
5. Regar con la vinagreta justo antes de
   servir y añadir los pistachos troceados.

Una ensalada templada perfecta para el otoño: combina anti-oxidantes, proteínas de calidad y grasas saludables. El contraste entre las uvas, la burrata y el jamón aporta equilibrio y sabor.

La rúcula y las uvas protegen frente al estrés oxidativo y favorecen la digestión.

La burrata y el jamón ofrecen proteínas, calcio y hierro fácilmente absorbible.

Los pistachos y la vinagreta añaden grasas buenas y compuestos que cuidan el sistema cardiovascular y digestivo.

SALMÓN CON CALABACÍN EN PAPILLOTE

**Ingredientes para
2 raciones**

- 2 lomos de
  salmón (150-
  180 g cada uno)
- 1 calabacín
  mediano
- 1 cebolla pequeña
  o cebolleta
- 8 tomatitos
  cherry
- 1 diente de ajo
  (opcional)
- 2 rodajas finas de
  limón
- 2 cdtas. de AOVE
- sal y pimienta al
  gusto
- hierbas
  aromáticas al
  gusto: eneldo,
  tomillo o perejil

Elaboración

1. Precalentar el horno a 200 °C (calor arriba y abajo).
2. Lavar el calabacín y cortarlo en rodajas finas o medias lunas. Pelar la cebolla y cortarla en juliana fina. Lavar los tomates cherry y partirlos por la mitad. Pelar y laminar el ajo muy finito.
3. Cortar dos rectángulos grandes de papel de hornear o papel de aluminio (suficiente para envolver completamente cada lomo de salmón con sus verduras). Colocar un poco de calabacín y cebolla en el centro de cada papel formando una «cama».
4. Salpimentar los lomos de salmón por ambos lados y colocarlos sobre las verduras. Añadir encima los tomates cherry, el ajo (si lo usas), una rodaja de limón por lomo y las hierbas aromáticas al gusto.
5. Rociar cada papillote con 1 cdta. de AOVE. Doblar el papel formando un paquete bien sellado (en forma de media luna o sobre, procurando que quede espacio para que circule el vapor dentro).
6. Colocar los papillotes en una bandeja de horno y hornea durante 15-18 min, según el grosor del salmón.
7. Sacar del horno, abrir con cuidado para evitar quemaduras por el vapor, y servir directamente en el plato (puedes presentar el papillote cerrado y que cada comensal lo abra en la mesa).

Un plato rico en omega 3, antioxidantes y vitaminas. El salmón aporta proteínas de alta calidad, vitamina D y ácidos grasos esenciales que cuidan el corazón, el cerebro y la piel, mientras que el calabacín, la cebolla y los tomatitos ofrecen vitamina C, potasio y licopeno, con efecto antioxidante y depurativo.

Cocinar al papillote conserva al máximo los nutrientes y realza los sabores naturales sin necesidad de exceso de grasa.

El toque de limón y hierbas aromáticas mejora la digestión y la absorción de minerales, haciendo de este plato una opción antiinflamatoria, digestiva y perfecta para cenas ligeras.

ENSALADA PERAMÁN

Ingredientes para 2 raciones

- 100 g de lechuga romana o mezcla de hojas tiernas
- 4 anchoas en aceite, escurridas y troceadas
- 2 huevos
- 20 g de queso parmesano rallado o en lascas
- AOVE
- 1 cda. de vinagre de manzana
- 1 cdta. de mostaza de Dijon
- sal y pimienta negra al gusto

Elaboración

1. En un bol, mezclar el AOVE, el vinagre de manzana, la mostaza, una pizca de sal y pimienta. Batir con un tenedor hasta emulsionar.
2. Incorporar las anchoas troceadas a la vinagreta y mezclar bien.
3. En una sartén con AOVE, freír los huevos
4. Colocar la lechuga en una fuente o en dos platos individuales. Añadir el queso parmesano rallado o en lascas y colocar un huevo en el centro de cada plato.
5. Regar con la vinagreta de anchoas y mostaza justo antes de servir.

CLAVES NUTRIVAZQUEZ

Una ensalada completa y equilibrada, rica en proteínas, antioxidantes y grasas saludables.

La lechuga romana o mezcla de hojas tiernas aporta agua, fibra y clorofila, que favorecen la depuración hepática y el tránsito intestinal, además de ácido fólico y potasio, esenciales para la función celular y el equilibrio hídrico.

Las anchoas son una excelente fuente de ácidos grasos omega 3 (EPA y DHA) y proteínas de alta calidad, con efecto antiinflamatorio y protector cardiovascular. También aportan selenio y yodo, necesarios para el correcto funcionamiento tiroideo.

Los huevos poché o fritos suman proteínas completas, colina y vitaminas A, D y B12, fundamentales para el sistema nervioso, la regeneración celular y la salud ocular.

El queso parmesano, en lascas o rallado, añade calcio, fósforo y triptófano, favoreciendo la salud ósea y el bienestar emocional gracias a su aporte de aminoácidos precursores de serotonina.

La vinagreta de aceite de oliva virgen extra, mostaza de Dijon y vinagre de manzana combina grasas monoinsaturadas, polifenoles y ácidos orgánicos, que estimulan la digestión, regulan el pH intestinal y potencian la absorción de nutrientes.

DÍA 4

PAVO AL PESTO CON VERDURAS

Ingredientes para 2 raciones

- 400-500 g de pavo en trozos (pechuga o contramuslo deshuesado)
- 1 calabacín mediano (unos 250 g)
- 1 berenjena pequeña (unos 200 g)
- 1 cebolla mediana
- 200 g de tomate natural triturado (½ lata aproximadamente)
- 3 cdas. de salsa pesto
- 150 ml de caldo de pollo
- 40 g de queso feta (opcional, para gratinar al final)
- 2 tomates secos en aceite, picados
- 8-10 aceitunas negras, troceadas
- sal y pimienta negra al gusto
- 1 cda. de AOVE
- albahaca fresca

Elaboración

1. Lavar y cortar en trozos pequeños el calabacín, la berenjena y la cebolla. Colocarlos en una fuente apta para horno, añadir un chorrito de AOVE y mezclar.

2. En un bol, mezclar el tomate triturado con 2 cdas. de pesto. Verter la mezcla sobre las verduras y remover bien para que se integren.

3. Salpimentar los trozos de pavo y mezclarlos con 1 cda. de pesto. Colocar el pavo sobre la cama de verduras y añadir el caldo de pollo por encima.

4. Introducir la fuente en el horno precalentado a 180 °C y cocinar durante 40 min, hasta que el pavo esté tierno y las verduras doradas.

5. Sacar la fuente del horno y añadir el queso feta desmenuzado, los tomates secos picados y las aceitunas negras troceadas. Hornear 10 min más para que el queso se funda ligeramente y los sabores se integren.

6. Servir caliente, decorado con unas hojas de albahaca fresca o un toque extra de pesto si lo deseas.

Un plato equilibrado y completo, rico en proteínas magras, fibra y grasas saludables.

El pavo aporta proteínas de alta calidad, triptófano y vitaminas del grupo B (B3 y B6), esenciales para mantener la energía, el buen funcionamiento neuromuscular, el sistema nervioso y la regeneración celular.

El pesto, elaborado con albahaca, piñones y aceite de oliva virgen extra, es rico en grasas monoinsaturadas, vitamina E y compuestos fenólicos con potente acción antioxidante y antiinflamatoria.

Las verduras —calabacín, berenjena, cebolla y tomate— aportan fibra, potasio y antioxidantes como el licopeno, que protege frente al daño oxidativo y favorece la salud cardiovascular.

Las aceitunas negras y los tomates secos suman ácidos grasos saludables, hierro y polifenoles, reforzando el efecto antioxidante y aportando sabor umami natural.

El toque de queso feta añade calcio y proteínas lácteas

ENSALADA DE BERENJENAS

Ingredientes para 2 raciones

- 1 berenjena grande (unos 300 g) asada o a la plancha
- 6 tomatitos cherry, cortados por la mitad
- 40 g de queso feta o de cabra, desmenuzado
- 8-10 aceitunas negras, troceadas
- ½ cdta. de orégano seco
- Menta o albahaca fresca

Para el aliño:
- 2 cdas. de AOVE
- una pizca de sal marina
- ½ cdta. de pimentón dulce o ahumado
- una pizca de pimienta negra molida
- ¼ cdta. de ajo en polvo

Elaboración

1. Lavar la berenjena, cortarla en rodajas gruesas (1 cm aprox.) y cocinarla a la plancha o en el horno hasta que esté tierna y dorada por ambos lados. Dejar templar y cortar en trozos medianos.
2. Para el aliño, en un bol mezclar el AOVE, la sal, el pimentón, la pimienta negra y el ajo en polvo. Batir ligeramente con un tenedor hasta que emulsione.
3. Colocar la berenjena templada o fría en un plato. Añadir los tomatitos cherry, el queso desmenuzado y las aceitunas negras. Espolvorear con el orégano seco.
4. Verter la vinagreta por encima justo antes de servir. Si deseas un toque extra, añade unas hojas de menta o albahaca fresca.

CLAVES NUTRIVAZQUEZ

Una ensalada rica en antioxidantes, calcio y grasas saludables, perfecta como plato único ligero o guarnición mediterránea.

La berenjena, asada o a la plancha, aporta fibra soluble y antocianinas, pigmentos con efecto antioxidante y antiinflamatorio que ayudan a proteger las células frente al estrés oxidativo.

Los tomates cherry son fuente natural de licopeno y vitamina C, dos compuestos clave para la regeneración celular, la síntesis de colágeno y la protección frente a radicales libres.

El queso feta o de cabra añade proteínas, calcio y ácidos grasos de cadena corta, que mejoran la microbiota intestinal y contribuyen al mantenimiento de la masa muscular.

Las aceitunas negras y el aceite de oliva virgen extra aportan grasas monoinsaturadas y polifenoles, que reducen la inflamación y protegen la salud cardiovascular.

El pimentón y el ajo en polvo aportan compuestos bioactivos con acción antioxidante y antimicrobiana, reforzando el sistema inmune.

Día 5

CREMA DE CALABAZA CON GARBANZOS

Ingredientes para 2 raciones

- 400 g de calabaza (pelada y sin semillas)
- 1 cebolla mediana
- 1 hoja de laurel
- 1 cdta. de hierbas provenzales
- 2 cdas. de AOVE
- sal y pimienta negra al gusto
- 250 ml de caldo de verduras o de pollo
- 200 g de garbanzos cocidos (½ bote escurrido)
- 3-4 tomates secos en aceite, escurridos y picados
- 6-8 aceitunas verdes rellenas, en rodajas

Elaboración

1. Cortar la calabaza en dados medianos y cocinarla en freidora de aire a 180 °C durante 15 min o en horno a 190 °C unos 25-30 min, hasta que esté tierna y ligeramente dorada.
2. En una olla, calentar el AOVE y sofreír la cebolla picada junto con la hoja de laurel durante unos 5 min, hasta que esté transparente. Añadir las hierbas provenzales, sal y pimienta.
3. Incorporar la calabaza asada y el caldo. Cocinar a fuego medio durante 10 min, removiendo de vez en cuando para integrar los sabores.
4. Retirar la hoja de laurel y triturar la mezcla hasta obtener una crema fina y homogénea.
   Ajustar de sal, pimienta o caldo si prefieres una textura más ligera.
5. En una sartén pequeña, saltear los garbanzos cocidos con los tomates secos picados durante 2-3 min, solo para templarlos.
6. Servir la crema caliente en cuencos y colocar encima los garbanzos salteados.
7. Añadir las aceitunas en rodajas y un hilo de AOVE para terminar.

La calabaza aporta betacarotenos (provitamina A), que protegen las mucosas, la piel y la visión, además de vitamina C y potasio, nutrientes que apoyan el sistema inmune y el equilibrio hídrico.

Los garbanzos son una fuente excelente de proteína vegetal, hierro y magnesio, además de fibra soluble, que regula el tránsito intestinal y contribuye a mantener niveles estables de glucosa y colesterol.

La cebolla y las hierbas provenzales suman compuestos azufrados y aceites esenciales con propiedades antimicrobianas y depurativas, que estimulan el hígado y mejoran la digestión.

Los tomates secos aportan licopeno, un potente antioxidante que protege frente al daño celular y refuerza la salud cardiovascular, mientras que las aceitunas verdes y el aceite de oliva virgen extra añaden grasas monoinsaturadas y polifenoles, que reducen la inflamación y mejoran la absorción de vitaminas liposolubles.

LOMO A LA PLANCHA CON QUESO

Ingredientes para 2 raciones

- 4 filetes de lomo de cerdo (unos 350-400 g en total)
- 2 lonchas de queso que se funda (tipo gouda, emmental o mozzarella)
- AOVE
- sal y pimienta negra al gusto
- ½ cdta. de orégano seco (opcional)
- calabacín en láminas finas
- zanahoria en láminas finas

Elaboración

1. Secar bien los filetes de lomo con papel de cocina.
   Sazonar con sal, pimienta y, si deseas, un toque de orégano.
2. Calentar una plancha o sartén con 1 cda. de AOVE.
   Cocinar los filetes 2-3 min por cada lado, hasta que estén dorados y jugosos.
   Tras darles la vuelta, colocar una loncha de queso encima de cada filete para que se funda ligeramente con el calor.
3. En otra sartén o plancha, saltear el calabacín y la zanahoria con 1 cdta. de AOVE, sal y pimienta, hasta que queden tiernos, pero al dente.
4. Servir los filetes de lomo con el queso fundido por encima, acompañados de las verduras salteadas.

CLAVES NUTRIVAZQUEZ

El lomo de cerdo, al ser una carne magra, aporta proteínas completas, hierro hemo y vitaminas del grupo B (B1, B3, B6 y B12), fundamentales para la energía celular, la función muscular y el sistema nervioso. Su contenido moderado en grasa lo convierte en una opción adecuada dentro de una dieta equilibrada.

El queso añade calcio, fósforo y triptófano, nutrientes que fortalecen huesos y dientes, mejoran el estado de ánimo y favorecen un sueño reparador.

El aceite de oliva virgen extra, rico en ácido oleico y antioxidantes, potencia el sabor y protege el sistema cardiovascular, mientras que el orégano aporta aceites esenciales con acción antimicrobiana y digestiva.

La guarnición de calabacín y zanahoria complementa el plato con fibra, betacarotenos y potasio, que ayudan a regular la presión arterial y favorecen la salud intestinal.

ROLLITO DE SALMÓN CON QUESO Y UVAS

Ingredientes para 2 raciones

- 6-8 lonchas de salmón ahumado
- 60-80 g de queso crema
- 1 cda. de mayonesa
- 20 g de almendras picadas (o filetes de almendra)
- 8-10 uvas (mejor sin semillas), partidas por la mitad
- 2-3 cdas. de cebolla caramelizada
- un puñado de canónigos para acompañar
- un chorrito de limón o unas hojas de eneldo para decorar (opcional)
- sal y pimienta suave (opcional)

Elaboración

1. En un bol pequeño mezclar el queso crema con la mayonesa hasta que quede una crema homogénea.
2. Incorporar las almendras picadas (reservar algunas para decorar), y las mitades de uva.
   Si ves que queda muy espesa, puedes añadir un chorrito de leche o yogur natural para aligerar. Ajustar de sal y pimienta si lo deseas.
3. Colocar las lonchas de salmón sobre film transparente, ligeramente superpuestas, formando un rectángulo de salmón. Untar la mezcla de queso, uvas y almendras sobre el salmón, dejando un borde libre para facilitar el enrollado. Esparcir también la cebolla caramelizada (en tiras finas) distribuida de manera uniforme sobre la mezcla. Con ayuda del film, enrollar con delicadeza formando un cilindro compacto. Envolver bien y apretar ligeramente. Llevar al frigorífico al menos 30 min para que compacte y los sabores se integren.
4. Retirar el film con cuidado. Cortar el rollo en rodajas de 1,5-2 cm aproximadamente.
   Colocarlas sobre una cama de canónigos y decorar con las almendras restantes y, si lo deseas, unas hojas de eneldo o unas gotas de limón.

El salmón ahumado aporta ácidos grasos omega 3 (EPA y DHA), con potente efecto antiinflamatorio y cardioprotector, además de vitamina D y selenio, que refuerzan las defensas y la función cognitiva.

El queso crema y la mayonesa ofrecen una base suave que aporta grasas y calcio, mejorando la absorción de vitaminas liposolubles.

Las uvas equilibran el conjunto con su dulzor natural y su contenido en polifenoles y resveratrol, antioxidantes que mejoran la circulación y protegen frente al envejecimiento celular.

Las almendras suman vitamina E, calcio, magnesio y proteínas vegetales, favoreciendo la salud muscular, ósea y hormonal, mientras que la cebolla caramelizada añade quercetina, un flavonoide con efecto antiinflamatorio y protector hepático.

Los canónigos completan el plato con folatos, hierro y clorofila.

DÍA 6

QUINOA CON VERDURAS

Ingredientes para 2 raciones

- 200 g de quinoa
- 3 tazas de caldo (aproximadamente 750 ml)
- ralladura de ½ limón
- 1 trozo de jengibre fresco (unos 2-3 cm), pelado y en tiras finas
- 1 cebolla mediana
- 1 zanahoria mediana
- 1 calabacín pequeño
- 150 g de brócoli (flores)
- 2-3 cdas. de salsa de soja
- 20 g de almendras tostadas (o crudas)
- AOVE
- sal y pimienta al gusto

Elaboración

1. Enjuagar la quinoa bajo agua fría para eliminar su sabor amargo natural.
2. En una olla, colocar la quinoa con el caldo. Llevar a ebullición, bajar el fuego, tapar y cocinar durante 12-15 min hasta que esté tierna y el líquido se haya absorbido. Apagar el fuego y dejar reposar tapado unos minutos.
3. Mientras se cocina la quinoa, cortar la cebolla en juliana, la zanahoria en bastones, el calabacín en medias lunas y el brócoli en arbolitos pequeños.
4. En una sartén amplia, calentar un chorrito de AOVE.
   Añadir la cebolla y el jengibre en tiras finas. Sofreír 2-3 min hasta que la cebolla comience a ablandarse.
5. Incorporar la zanahoria y el brócoli, saltear 3-4 min. Finalmente, añadir el calabacín y cocinar 2-3 min más hasta que todas las verduras estén al dente.
6. Añadir la quinoa cocida a la sartén con las verduras.
7. Agregar la ralladura de limón y la salsa de soja. Mezclar bien para que los sabores se integren. Ajustar de sal y pimienta.
8. Añadir las almendras tostadas al final.

Un plato vegetal completo, rico en proteína, fibra, antioxidantes y minerales, perfecto para aportar energía estable, fortalecer defensas y mejorar la digestión.

La quinoa es un pseudocereal sin gluten con proteínas de alto valor biológico, que contiene los nueve aminoácidos esenciales. Además, aporta magnesio, hierro y zinc, minerales fundamentales para la función muscular, inmunitaria y hormonal. Su bajo índice glucémico ayuda a mantener la glucosa estable y a evitar picos de hambre.

Las verduras —cebolla, zanahoria, calabacín y brócoli— aportan fibra, betacarotenos, vitamina C y potasio, favoreciendo la depuración, el tránsito intestinal y la protección antioxidante. El brócoli destaca por su sulforafano, un compuesto con acción detoxificante y anticancerígena.

El jengibre fresco estimula la digestión y la circulación gracias a sus gingeroles, compuestos bioactivos con efecto antiinflamatorio y termogénico.

Las almendras tostadas completan el plato con grasas monoinsaturadas, vitamina E y calcio vegetal, que protegen las membranas celulares y favorecen la salud ósea.

LUBINA AL HORNO

Ingredientes para 2 raciones

- 2 lomos de lubina (o 1 lubina entera limpia y abierta)
- 1 diente de ajo (opcional)
- zumo de ½ limón y 2 rodajas finas
- 2 cdas. de AOVE
- sal y pimienta al gusto
- hierbas aromáticas: perejil, tomillo o eneldo
- un chorrito de vino blanco o caldo de pescado (opcional)

Elaboración

1. Precalentar el horno a 200 °C (con calor arriba y abajo).
2. Colocar los lomos en la fuente untada con AOVE (si son enteros, con la piel hacia abajo). Añadir sal, pimienta, ajo en láminas (opcional), zumo de limón, un chorrito de vino o de caldo (opcional) y las hierbas aromáticas. Rociar con AOVE.
3. Introducir la fuente en el horno y cocinar unos 12-15 min si son lomos, o 18-20 min si es una lubina entera.

CLAVES NUTRIVAZQUEZ

La lubina es un pescado blanco rico en proteínas fácilmente digeribles y bajo en grasa, ideal para mantener la masa muscular sin sobrecargar el sistema digestivo. Aporta vitaminas del grupo B (B3, B6, B12), selenio y fósforo, esenciales para el metabolismo energético, la función neuromuscular y la salud ósea. El aceite de oliva virgen extra añade ácido oleico y polifenoles, con efecto antiinflamatorio y antioxidante, protegiendo el corazón y mejorando la absorción de vitaminas liposolubles (A, D, E y K). El limón aporta vitamina C, que favorece la digestión y potencia la absorción del hierro. Las hierbas aromáticas concentran aceites esenciales, clorofila y compuestos fenólicos, que estimulan la función hepática y aportan propiedades antimicrobianas naturales. Salud y placer en el plato.

TORTILLA DE SETAS AL OPORTO Y JAMÓN SERRANO

Ingredientes para 2 raciones

- 4 huevos
- 200 g de setas / champiñones (o mezcla de variedades)
- 50-70 g de jamón serrano, en lonchas o taquitos
- un chorrito de vino de Oporto (unos 30-40 ml)
- 1 cda. de vinagre balsámico
- 1 diente de ajo laminado
- AOVE
- sal y pimienta al gusto
- perejil fresco para decorar o unos canónigos

Elaboración

1. Limpiar bien las setas y cortarlas en láminas o trozos medianos.
   Cortar el jamón serrano en tiras o taquitos.
   Cortar el ajo en láminas finas.
2. En una sartén con un poco de AOVE, agregar el ajo y sofreír ligeramente (sin que se queme).
   Añadir las setas y saltear a fuego medio-alto hasta que estén doradas.
3. Incorporar el jamón serrano y mezclar unos minutos.
4. Verter el chorrito de vino de Oporto y el vinagre balsámico sobre la mezcla de setas y jamón.
   Cocinar 1-2 min más hasta que se evapore el alcohol. Retirar del fuego y reservar.
5. En un bol, batir los 4 huevos con una pizca de sal y pimienta.
6. Verter los huevos batidos sobre la mezcla de setas y jamón en la sartén y poner la tapa.
   Cocinar a fuego medio-bajo hasta que cuaje por debajo.
7. Colocar la tortilla en el plato, decorar con un poco de perejil fresco o con hojas de canónigos

Una tortilla sabrosa y nutritiva que combina proteínas de alta calidad, antioxidantes y compuestos bioactivos con un toque aromático y reconfortante, ideal para el otoño.

Los huevos son una fuente excelente de proteínas completas, colina y vitaminas A, D y B12, esenciales para la función cerebral, la regeneración celular y la salud ocular. Su combinación de proteínas y grasas saludables favorece una energía mantenida y saciedad.

Las setas o champiñones aportan polisacáridos (beta-glucanos), selenio y ergosterol, con acción antioxidante, inmunomoduladora y precursora de la vitamina D, ayudando a reforzar las defensas y proteger frente al estrés oxidativo.

El jamón serrano aporta hierro hemo, zinc y proteínas de alta biodisponibilidad, que apoyan la regeneración muscular y el sistema inmunitario.

El aceite de oliva virgen extra y el ajo completan la receta con grasas cardiosaludables y compuestos sulfurados de acción antibacteriana y protectora del hígado, mientras que el perejil fresco añade vitamina C y clorofila, potenciando el efecto depurativo.

DÍA 7

SALMOREJO DE REMOLACHA

Ingredientes para 2 raciones

- ½ kg de tomates maduros
- 125 g de remolacha cocida
- 1 aguacate maduro
- 100 ml de AOVE
- 1-2 cdas. de zumo de limón natural
- sal al gusto
- 2 cubitos de hielo
- queso feta desmenuzado y aceitunas negras en rodajas para decorar

Elaboración

1. Lavar y trocear los tomates. Pelar el aguacate y cortarlo en trozos. Cortar la remolacha cocida en dados medianos.
2. Colocar en el vaso de la batidora los tomates, el aguacate, la remolacha, la sal, el zumo de limón y los cubitos de hielo. Triturar hasta obtener una crema muy fina y homogénea.
3. Con la batidora en marcha, añadir poco a poco el AOVE hasta que el salmorejo adquiera textura cremosa y brillante.
4. Repartir en cuencos individuales y decorar con queso feta desmenuzado, aceitunas negras y un chorrito de AOVE.

CLAVES NUTRIVAZQUEZ

La remolacha aporta betalaínas, pigmentos naturales con efecto antioxidante, antiinflamatorio y detoxificante hepático, además de nitratos naturales que mejoran la oxigenación muscular y la circulación sanguínea.

Los tomates maduros son ricos en licopeno y vitamina C, que protegen frente al envejecimiento celular, favorecen la

formación de colágeno y ayudan a mantener una piel luminosa y saludable.

El aguacate aporta grasas monoinsaturadas, vitamina E,
magnesio y potasio, nutrientes que equilibran el sistema hormonal y reducen la inflamación.

El aceite de oliva virgen extra refuerza el poder antioxidante del plato gracias a sus polifenoles y ácido oleico, mientras que el limón aporta ácidos orgánicos y vitamina C, que
estimulan la digestión y potencian la absorción del hierro vegetal.

El toque final de queso feta y aceitunas negras añade proteínas ligeras, calcio y grasas cardiosaludables.

Un salmorejo antioxidante, ideal para cuidar el corazón, la
piel y el sistema inmunitario, con el sabor de la cocina saludable mediterránea.

SECRETO CON SALSA DE ESPINACAS

Ingredientes para 2 raciones

- 300-350 g de secreto ibérico
- 70 g de espinacas baby frescas
- 2 dientes de ajo, laminados
- ½ burrata (aprox. 60-70 g) o 60 g de mozzarella fresca
- 50 g de queso azul (roquefort o gorgonzola)
- 1 cda. de AOVE
- sal y pimienta negra al gusto
- unas hojas de espinaca crujientes (hechas en freidora de aire o al horno)

Elaboración

1. En una sartén amplia, calentar el AOVE y dorar los ajos laminados durante 1 min a fuego medio, sin que se quemen.
2. Añadir la burrata o mozzarella y el queso azul, removiendo hasta que se fundan y formen una crema.
3. Incorporar las espinacas baby y saltear durante 2-3 min, hasta que se ablanden. Triturar la mezcla hasta obtener una salsa suave y homogénea.
4. Salpimentar los filetes y cocinarlos a la plancha o en una sartén caliente 2-3 min por cada lado, hasta que queden dorados por fuera y jugosos por dentro.
5. Extender una capa de salsa de espinacas en la base y colocar encima los filetes de secreto.
6. Decorar con chips de espinaca: rociar unas hojas con un poco de AOVE y hacerlas en freidora de aire a 200 °C durante 5 min hasta que queden crujientes.

El secreto ibérico aporta proteínas de alto valor biológico, hierro hemo y zinc, que favorecen la regeneración muscular, el sistema inmunitario y la oxigenación celular. Su grasa intramuscular, rica en ácido oleico, tiene un perfil cardiosaludable similar al del aceite de oliva.

Las espinacas baby frescas suman hierro vegetal, folatos, magnesio y clorofila, que apoyan la formación de glóbulos rojos y la depuración hepática. Además, son fuente de vitamina K, esencial para la salud ósea y la coagulación.

Los ajos laminados añaden alicina, un compuesto sulfurado con efecto antimicrobiano y vasodilatador, que mejora la circulación y ayuda a regular la presión arterial.

La combinación de queso azul y burrata (o mozzarella) crea una salsa fuente de calcio, fósforo y triptófano, nutrientes que refuerzan huesos, dientes y equilibrio nervioso.

El toque final de espinacas crujientes y aceite de oliva virgen extra añade textura, antioxidantes y polifenoles con acción antiinflamatoria.

ENSALADA DE MANDARINA Y REMOLACHA

Ingredientes para 2 raciones

- 60 g de brotes tiernos (mezcla de rúcula, canónigos o espinaca baby)
- 2 mandarinas (1 para los gajos y 1 para el zumo)
- ½ cebolla morada, cortada en láminas muy finas
- 1 remolacha cocida (aprox. 100-120 g), cortada en dados o rodajas finas
- 40 g de queso feta, desmenuzado
- 1 cda. de piñones tostados

Para la vinagreta de mandarina:
- 2 cdas. de AOVE
- 2 cdas. de zumo de mandarina natural
- 1 cdta. de vinagre de manzana
- sal y pimienta negra al gusto

Elaboración

1. Lavar y secar bien los brotes tiernos y colocarlos en una ensaladera o en dos platos individuales.
2. Incorporar la remolacha cortada, los gajos de mandarina pelados sin la piel blanca, la cebolla morada en láminas, los piñones tostados y el queso feta desmenuzado.
3. Para la vinagreta, en un pequeño bol, mezclar el AOVE, el zumo de mandarina, la sal, la pimienta y el vinagre. Batir con un tenedor hasta emulsionar.
4. Regar la ensalada con la vinagreta justo antes de servir y remover suavemente para integrar sabores.

La mandarina, rica en vitamina C, flavonoides y ácido fólico, estimula las defensas naturales, mejora la absorción del hierro vegetal y favorece la síntesis de colágeno para mantener la piel y las mucosas en buen estado.

La remolacha destaca por su contenido en betalaínas, pigmentos antioxidantes que ayudan a depurar el hígado y proteger los vasos sanguíneos. Además, aporta nitratos naturales, que mejoran la oxigenación muscular y el rendimiento físico.

Los brotes tiernos (rúcula, canónigos o espinaca baby) aportan clorofila, hierro y magnesio, esenciales para la formación de glóbulos rojos y la función neuromuscular, mientras que la cebolla morada aporta quercetina, un potente antiinflamatorio natural.

El queso feta añade proteínas, calcio y probióticos que favorecen la salud intestinal y fortalecen huesos y músculos, y los piñones tostados, ricos en grasas monoinsaturadas, zinc y vitamina E, completan la ensalada con un aporte de energía constante y con efecto antioxidante.

SALUD EN INVIERNO

Cuando dejamos el otoño y vamos entrando poco a poco en el invierno, el cuerpo tiene que ir adaptándose a los cambios de luz y a las temperaturas para mantener su equilibrio interno y para que todo nuestro organismo siga funcionando correctamente. Nuestro cuerpo es una máquina perfecta que detecta cualquier cambio y se adapta para mantener siempre nuestra salud en buen estado…, ¡si nada se lo impide!

En invierno, cuando van bajando las temperaturas, nuestro cuerpo activa un proceso de adaptación al cambio que viene dirigido sobre todo por el **hipotálamo**, el director de esta orquesta que es capaz de equilibrar la temperatura ideal interna.

El hipotálamo es un pequeño órgano situado en el centro del cerebro. Es pequeño, pero su papel es enorme. Si pensamos en el organismo como una gran orquesta, el hipotálamo sería su director, el encargado de mantener la armonía entre todos los sistemas. Supervisa constantemente lo que ocurre en el interior del cuerpo y da las órdenes necesarias para conservar el equilibrio: la llamada **homeostasis.**

Recibe información sobre la temperatura corporal, el nivel de glucosa, la presión arterial, la cantidad de agua o las hormonas circulantes, y responde ajustando y poniendo en marcha todos los mecanismos para equilibrar todos los sistemas.

Entre sus principales funciones se encuentran:

- **Regular la temperatura corporal,** activando la **termogénesis,** la producción de calor interno cuando hace frío, o la sudoración cuando hace calor y hay que enfriar el cuerpo
- **Controlar el apetito y la saciedad,** gracias a centros específicos que responden a señales del sistema digestivo.
- **Regular el sueño y la vigilia,** sincronizando los ritmos circadianos junto a la melatonina.
- **Coordinar el sistema hormonal,** a través de la hipófisis, influyendo en la liberación de hormonas que afectan al metabolismo, al crecimiento, al estrés o a la reproducción.
- **Gestionar las respuestas emocionales y del estrés,** participando en la liberación de cortisol y adrenalina cuando es necesario activar la respuesta de alerta.
- **Mantener el equilibrio del agua y la presión arterial,**

regulando la sensación de sed y la liberación de vasopresina, la hormona antidiurética, la que retiene líquido cuando nos deshidratamos.

En invierno, cuando el entorno exige más esfuerzo para conservar el calor, el hipotálamo intensifica su actividad: ajusta la temperatura, estimula la termogénesis, modula el apetito y activa hormonas que ayudan al cuerpo a adaptarse al frío. Es, en definitiva, el director de la orquesta, el centro de mando que responde y regula las reacciones fisiológicas que nos permiten mantener la salud y el equilibrio.

Cuando recibe la información de que la temperatura está bajando, inmediatamente envía señales para producir calor, para aumentar la termogénesis. Estas señales viajan a los tejidos implicados en la regulación de la temperatura corporal y estos van respondiendo a la llamada:

- Por un lado, la **grasa parda**, el tejido adiposo marrón, un tipo especial de grasa cuya misión no es la de almacenar energía, sino la de producir calor. Un tipo de grasa muy abundante en los bebés (su principal fuente de calor interno) y que va disminuyendo conforme cumplimos años. Es clave en nuestra capacidad de quemar glucosa y grasa. Pero, lo importante, más que la cantidad de grasa parda que tengamos, es la capacidad que tiene esta de activarse cuando se necesita, pues la edad, la obesidad, la resistencia a la insulina, el sedentarismo, el estrés crónico y el calor (tener la calefacción demasiado alta en casa, por ejemplo) son situaciones que reducen su capacidad de activarse. En cambio, el frío, la juventud y el ejercicio la mantienen activa. Sobre este segundo factor… resulta difícil actuar, pero en el frío y el ejercicio sí que podemos hacer algo ¡o mucho!

- Por otro lado, la **tiroides** aumenta delicadamente el gasto calórico con pequeños ajustes en la T3 (hormona tiroidea activa), que se eleva en los tejidos capaces de producir más calor, como la grasa parda o los músculos. Cuando el hipotálamo detecta el frío, rápidamente estimula la producción de **TSH** (cuya traducción de las siglas en inglés es: «La hormona que estimula a la tiroides»). Le estimula a fabricar más T4 (tiroxina) para que vaya a los tejidos más termogénicos, en este caso, la grasa parda y el músculo, para convertirse en T3, la hormona tiroidea activa que hace que se queme más combustible y se produzca más calor. Por eso es importante ingerir alimentos con **yodo** (principal componente en estructura química de las hormonas tiroideas) y **selenio** (para convertir la T4 en T3).

- El músculo también responde a estas señales. Cuando hace mucho frío, y más si es un cambio brusco, aparecen los escalofríos, pequeñas contracciones continuas que generan calor de forma inmediata. Tiritamos de frío. Y ¿quién lo provoca? Por supuesto, el hipotálamo.

- **Los vasos sanguíneos también responden redistribu-**

yendo la sangre, llevando menos flujo hacia la piel y extremidades para evitar pérdidas de calor y más aporte a los órganos vitales. Lo hacen estimulando al sistema nervioso simpático, provocando una vaso-constricción periférica, y por eso las manos y pies se enfrían tanto.

Este aumento del gasto calórico obliga al cuerpo a modificar el tipo de combustible, pues necesitamos que sea eficaz. Nuestro cuerpo pide que le demos más combustible, más calorías y, sin darnos cuenta, se la damos. Es el hipotálamo el que provoca ese aumento del apetito y la elección del menú. Envía señales que aumentan el ansia de alimentos que aporten más calorías, especialmente ricos en grasas y carbohidratos, que son los más eficientes en la producción de energía y calor.

Además, al haber menos horas de luz, la **melatonina** se adelanta en su aparición y se alarga. Más producción de melatonina implica menos cantidad de **serotonina** al final del día, lo que nos lleva a tener mayor ansiedad por comer carbohidratos, por esos azúcares que en diciembre nos tientan constantemente a nuestro alrededor. Y esta ansiedad, este apetito, se acentúa mucho más y, con diferencia, al final del día, cuando se va haciendo de noche y nuestra serotonina cae después de una jornada de trabajo en la que lo hemos dado todo, mental y físicamente. Es entonces cuando se despierta el monstruo. Casi ni cenaríamos, pero…, como empecemos…, ¡a veces no hay quien nos pare!

Pero podemos mejorar la producción de serotonina con alimentos que tenemos muy a mano en esta estación del año y que contienen:

- **Triptófano**: en el pavo, huevos, legumbres, plátano, avena.
- **Magnesio y vitamina B6**, necesarios para transformar el triptófano en serotonina: verduras de hoja verde, legumbres, frutos secos, pipas de calabaza y girasol, chocolate negro, pescados azules, mariscos.
- **Omega 3 y vitamina D**, que mejoran los receptores de serotonina: pescados azules, mariscos, frutos secos, semillas de chía y lino, huevos, lácteos.

Una buena forma de engañar a nuestro cuerpo es darle alimentos que no aporten apenas calorías en su composición, pero que nos aporten calor. Y ¿qué mejor forma de empezar una cena de invierno que con un buen caldo caliente? Delicioso, como el que hacía nuestra abuela, humeante, que nos dé ese calor que nos inunda por dentro y que calma nuestra necesidad de calorías. Ese caldo no solo aumenta nuestra temperatura interior, activa también receptores mecánicos que aumentan la sensación de saciedad. ¡Pruébalo! Y verás el efecto que tiene en tu apetito y en tu ansiedad en esas cenas.

El sistema inmune

El invierno también influye de manera muy significativa en la actividad de nuestro sistema inmune. Las temperaturas bajas y esa menor exposición a la luz del sol pueden debilitar nuestra capacidad para defendernos ante los virus que nos rondan en estas fechas del año (virus de la gripe, rinovirus del resfriado común, coronavirus), bacterias que acaban produciendo neumonías, hongos que complican dermatitis por frío, etc.

Pero ¿cómo es posible que nuestro cuerpo baje esas defensas precisamente cuando más las necesitamos? Piensa que en el cuerpo todo es equilibrio, todo son compensaciones de un lado y de otro. En respuesta al frío, lo que le importa a nuestro organismo es mantener en perfecto estado a los órganos vitales (corazón, hígado, riñones, pulmones y cerebro) y a las barreras de defensa de estos (bazo y ganglios linfáticos). Y, como decíamos, lo hace estimulando al simpático, provocando la liberación de **catecolaminas** (**adrenalina** y **noradrenalina**) que reducen el flujo sanguíneo hacia nuestras extremidades, piel y mucosas, para conservar así el calor en esos órganos vitales.

Estas catecolaminas hacen que los **linfocitos** y **macrófagos**, nuestras fantásticas células de defensa, disminuyan su actividad en piel y mucosas perdiendo así su capacidad de defensa en estas áreas, que son donde se combaten las infecciones iniciales, identificando y eliminando a los patógenos. El aire frío y seco, además, enlentece el aclaramiento mucociliar, el sistema de limpieza automático de las vías respiratorias, el sistema que atrapa y transporta patógenos y contaminantes en la mucosa nasal, los senos paranasales, tráquea y bronquios, hacia laringe, para tragarlos o expulsarlos al exterior.

Por otra parte, el frío aumenta la producción de **radicales libres**, sobre todo en las mitocondrias, las fábricas de energía de nuestras células, por el aumento del metabolismo de estas para producir calor (**termogénesis**) y el aumento de la oxidación de grasas y carbohidratos para mantener nuestra estufa interior encendida. Por eso, y para contrarrestar este aumento excesivo de radicales libres, es necesario consumir alimentos ricos en **antioxidantes** (polifenoles y vitamina C), grasas sanas que aporten resolvinas antiinflamatorias (derivadas de los omega 3) y protegerse lo suficiente del frío para minimizar el daño del estrés.

Durante el invierno, la menor exposición a la luz del sol puede bajar nuestros niveles de **vitamina D**, esencial para el correcto funcionamiento de nuestras células de defensa, los linfocitos T, necesarios para una respuesta adecuada contra los patógenos.

¿Te suena el famoso **cortisol**, hormona clave de la que tanto hablamos en relación con el estrés crónico y que tan dañino es su exceso? Pues bien, también el frío es capaz de estimular su producción. Cuando bajan las temperaturas, el organismo interpreta que necesita más energía para mantener el calor y adaptarse. Esa señal llega al cerebro, concretamente al hipotálamo, nuestro director de orquesta o «centro de control». Desde allí se envía un mensaje a las glándulas suprarrenales, situadas justo encima de los riñones, para que produzcan cortisol, una hormona clave en la respuesta al estrés y en la regulación del metabolismo. El cortisol no es «malo» por sí mismo: en pequeñas dosis es fundamental. Es el que nos ayuda a despertar por las mañanas, mantener la glucosa estable, responder ante el frío o una infección, y tener energía durante el día. Pero el problema está cuando esta elevación del cortisol dura demasiado tiempo.

El estrés o el frío mantenidos elevan el cortisol de forma sostenida, y este exceso:

- Reduce la eficacia del sistema inmune, lo aplana, ya que inhibe la producción de linfocitos T y B, de anticuerpos y de las importantísimas y sorprendentes células NK (células asesinas naturales), cruciales para combatir infecciones virales y eliminar células cancerosas.
- Aumenta el apetito por los dulces y alimentos calóricos.
- Interacciona con la melatonina, dificultando el sueño nocturno.
- Reduce la masa muscular y aumenta la grasa abdominal.
- Favorece la inflamación.

Y en invierno se juntan muchas cosas: estrés psicosocial (final de año, cierre de ejercicios económicos, llegan las Navidades con todo lo que conllevan) y el frío persistente.

Factores que aumentan el cortisol	**Factores que reducen el cortisol**
Falta de sueño o descanso irregular	Dormir 7-8 horas y mantener horarios regulares
Estrés psicológico prolongado	Meditación, respiración consciente, pausas activas
Consumo excesivo de café o estimulantes	Infusiones relajantes (tila, melisa, rooibos)
Azúcares y comidas ultraprocesadas	Alimentación equilibrada, rica en vitamina C, magnesio y omega 3
Falta de exposición a la luz natural	Exponerse a la luz solar durante el día
Sedentarismo o exceso de ejercicio intenso	Actividad física moderada y regular
Temperaturas frías extremas	Abrigarse adecuadamente, duchas templadas, descanso

Piensa en el «círculo de horror» en el que nos metemos y en el que todo va encadenado: llega el invierno, las defensas bajan con el frío, por aumento de las catecolaminas, del cortisol y por la disminución de la vitamina D; la oxidación de nuestras células también aumenta y venimos, además, de un otoño en el que las horas de sol ya han ido bajando, por lo que, además de la bajada de la vitamina D, disminuye también la serotonina. Si la serotonina baja, estamos más débiles de tono y con más ansiedad al final del día, por lo que el apetito en las cenas es mayor, y consumimos más calorías y azúcares. Esa mayor ansiedad altera todavía más nuestro sistema digestivo (eje intestino-cerebro), y un sistema digestivo alterado, por su parte, supone una disminución de defensas por inflamación. Y, si el sistema digestivo está mal, dejamos de fabricar suficiente serotonina, por lo que la cabeza también lo estará. Y, para colmo, como estoy mal…, no me apetece hacer ejercicio, ¡¡¡y con el frío que hace…!!! ¡Vamos! Que, visto así…, ¡un horror!

Pero para todo esto hay una solución, que pasa por prevenir toda esta cadena de horrores y fortalecer nuestro sistema inmune, actuando sobre ella en varios de sus eslabones. El ejercicio y una alimentación bien balanceada son la clave para ayudar a nuestro cuerpo durante el invierno.

El ejercicio, en primer lugar, es extremadamente importante, ya que no solo sirve para producir calor, también para obtener muchos beneficios que muchas veces intentamos conseguir con medicaciones o suplementos. Tanto el ejercicio de fuerza como el aeróbico nos dan tanto que casi es pecado no aprovecharlo cuando podemos hacerlo. Son clave en nuestra salud por muchos motivos y, entre ellos, uno muy importante: refuerza nuestra inmunidad. Además, es más lógico tratar de calentar nuestro cuerpo a base de ejercicio que dejar que él mismo se regule mediante los escalofríos.

El **ejercicio de fuerza y el aeróbico** son fundamentales para aumentar nuestras defensas:

- **Mejoran el flujo sanguíneo**, permitiendo la llegada de células inmunitarias a todo el cuerpo para detectar y combatir infecciones con más eficacia.
- **Reducen el estrés**, disminuyendo los niveles de cortisol.
- Aumentan la actividad de los linfocitos y de las células NK, claves en nuestra **defensa inmunitaria**.
- Aumentan la producción de **miocinas**, que ayudan a **reducir la inflamación crónica**, la de bajo grado, que tanto debilita nuestra respuesta inmune.
- Mejoran nuestra **salud metabólica y cardiovascular**, ya que **mejora la sensibilidad a la insulina**, que es la clave.
- Y la mezcla de ejercicio de fuerza y aeróbico importa: el ejercicio aeróbico mejora la circulación de las células inmunes y la calidad de las mitocondrias. Y la fuerza mantiene la capacidad metabólica del músculo de manejar la glucosa y de aportar los aminoácidos necesarios para la fabricación de anticuerpos.

Y para hacer ejercicio no hay excusa que valga. Hay que hacerlo y ya está. ¡No hay opción! Cada uno en la cantidad y en el nivel de esfuerzo que pueda. Sin agobios ¡y disfrutando! Esa es la clave.

Tipo de ejercicio	Beneficios principales	Impacto sobre el metabolismo y la salud
Ejercicio de fuerza (pesas, bandas elásticas, autocarga)	Aumenta la masa muscular y la fuerza ósea	Mejora la sensibilidad a la insulina, eleva el gasto energético basal y previene la sarcopenia (pérdida de músculo con la edad)
Ejercicio aeróbico (caminar, correr, nadar, bici)	Mejora la capacidad cardiovascular y pulmonar	Favorece la quema de grasa, reduce el colesterol LDL y el riesgo de enfermedades cardiacas
Ejercicio combinado (fuerza + cardio)	Une lo mejor de ambos mundos: resistencia y potencia	Regula mejor el cortisol, estabiliza el peso corporal, mejora el ánimo y la respuesta inmunitaria

Ya has visto los efectos beneficiosos que tienen el ejercicio de fuerza y el aeróbico: la combinación de fuerza y cardio potencia el metabolismo, la función mitocondrial y la capacidad del músculo para aportar energía y aminoácidos al sistema inmune. Pero este equilibrio solo se completa si mimamos nuestro sistema digestivo, ya que el movimiento y la alimentación son los dos grandes pilares de nuestras defensas.

Si el intestino recibe una alimentación que no sea ni irritante ni inflamatoria, con comidas que lleguen al estómago perfectamente masticadas, conseguimos reducir la permeabilidad intestinal, evitando la entrada en nuestra sangre de lo que nunca debería entrar. Reducimos así esa endotoxemia crónica, de bajo grado, que desgraciadamente estamos creando y que nos apaga física y anímicamente, y que puede contribuir a la aparición y agravación de patologías inflamatorias intestinales, alergias e intolerancias, síndromes metabólicos y enfermedades en las que el sistema inmune se ve comprometido.

En definitiva, **movernos y alimentarnos bien** es la fórmula más simple y poderosa para mantener el sistema inmune fuerte y equilibrado durante el invierno.

Como veremos en el próximo apartado, una alimentación sana a base de alimentos ricos en vitaminas, minerales y antioxidantes es clave para ayudar a nuestro sistema inmune durante el invierno.

Alimentación para fortalecer las defensas en invierno

El sistema inmune no solo depende de la genética o de la suerte. Se alimenta cada día a través de lo que vivimos y lo que comemos. En invierno, cuando el frío, el estrés y la menor exposición al sol lo debilitan, la nutrición actúa como un auténtico modulador inmunológico. Cada nutriente es capaz de actuar en la función de las células de defensa, permitiendo que estas respondan con eficacia ante virus, bacterias y procesos inflamatorios, sin caer en el agotamiento.

Las **proteínas de calidad** son la base, pues de ellas depende la síntesis de anticuerpos, las inmunoglobulinas que nos protegen frente a los agresores externos. Por eso es importantísimo incluir proteínas de calidad en nuestra alimentación: pescados, huevos, carnes, legumbres o frutos secos a diario.

Las **vitaminas C, D y A,** junto con minerales como el **zinc** y el **selenio,** actúan sobre el crecimiento y la maduración de los linfocitos, las células que reconocen y son capaces de eliminar a los patógenos. El zinc activa a los linfocitos T y el selenio favorece la fabricación de **glutatión,** el antioxidante rey, protector de la oxidación de las células inmunes. La vitamina C estimula la producción de **interferones,** las proteínas que avisan al sistema inmune para activar y coordinar la defensa contra el agresor. La vitamina D modula la respuesta inflamatoria de defensa. Y la vitamina A protege las mucosas tanto respiratorias como digestivas, nuestra primera barrera de defensa de lo que viene de fuera.

Los **ácidos grasos omega 3,** por su parte, ayudan al cuerpo a parar la respuesta de defensa cuando la batalla ha terminado, pues no puede seguir activa mucho tiempo, ya que sería dañina.

Una dieta equilibrada con estos nutrientes no solo refuerza nuestro sistema inmune, también modula su comportamiento, clave para una inmunidad sincronizada con las necesidades que se presentan con el frío del invierno.

NUTRIENTE	FUNCIÓN PRINCIPAL	FUENTES ALIMENTARIAS DESTACADAS	EFECTO SOBRE EL SISTEMA INMUNE
Vitamina C	Antioxidante, refuerza las mucosas	Cítricos, kiwi, pimientos, brócoli, granada, fresas, caqui	Mejora las barreras epiteliales y la defensa celular
Vitamina D	Regula los linfocitos T, reduce la inflamación	Sol, pescados azules, yema, lácteos enriquecidos, mariscos, setas y hongos	Previene las infecciones y la autoinmunidad
Zinc	Activa las células NK y los linfocitos T	Marisco, carne magra, legumbres, sardinas, caballa, salmón, frutos secos y semillas	Refuerza la inmunidad innata
Selenio	Potencia el glutatión, antioxidante	Nueces, pescado, marisco, huevo, legumbres, yogur natural, queso curado	Protege las mucosas respiratorias
Vitamina A / carotenoides	Regenera las mucosas, mejora la IgA	Zanahoria, calabaza, boniato, hígado, espinacas, acelgas, brócoli, berza, mango, albaricoque seco, caqui, melocotón, papaya	Refuerza la inmunidad mucosa
Omega 3 (EPA, DHA)	Antiinflamatorio, resolutivo	Pescados azules, mejillones, ostras, almejas, gambas, semillas de lino, chía	Reduce los procesos inflamatorios
Probióticos / Prebióticos	Mejora la integridad intestinal y el eje intestino-cerebro	Yogur, kéfir, kombucha, legumbres, frutas, cebolla, patata y arroz cocidos y enfriados	Mejora la inmunidad digestiva

- **Vitamina C:** No pienses en ella solo como una vitamina para los resfriados. Su papel en el cuerpo va mucho más allá. Es una aliada de nuestro sistema inmune y participa en muchos frentes:
  - Activa nuestras defensas: Estimula a las **células inmunitarias** (linfocitos, neutrófilos y macrófagos), las células encargadas de detectar y eliminar a virus y bacterias.
  - Modula la **respuesta inflamatoria,** para que sea eficaz, pero sin que sea excesiva.
  - Es un poderoso **antioxidante** que evita que nuestras células se oxiden, se dañen.
  - Fortalece las mucosas, mejorando el **colágeno del epitelio,** sellando las uniones entre células y protegiendo a la mucosa de la oxidación.
  - Reduce la capacidad de **replicación de los virus** en nuestras células, la capacidad de multiplicarse y producir más daño.
  - Mejora la **quimiotaxis,** la llamada a la lucha, esa señal que indica dónde está el punto de agresión para que las células de defensa acudan rápido y limpien bien los restos tras la batalla.

  Está presente en los cítricos como **naranjas, kiwis, limones y mandarinas,** así como en verduras como el **brócoli, la coliflor y los pimientos.**

- **Vitamina D:** Con una vitamina D baja es imposible tener un sistema inmune eficaz, es el director de orquesta inmunitario.

○ Fortalece todas las **células de defensa.**

○ Controla la inflamación y reduce de manera notable las infecciones, las **enfermedades autoinmunes** y la **inflamación de bajo grado,** la inflamación silenciosa y persistente que tanto desgasta al organismo.

○ Promueve los **linfocitos T reguladores,** los de tolerancia fina, es decir, las células que permiten distinguir al sistema inmune lo propio de lo extraño con mayor facilidad y eficacia: atacar lo que tiene que ser atacado y respetar lo que hay que respetar. Este es el principio, la clave, para entender muchas enfermedades autoinmunes y tema central de los estudios por los que se ha dado el Premio Nobel de 2025 a Mary Brunkow, Fred Ramsdell y Shimon Sakaguchi.

Además de tomar el sol, por tanto, es importante consumir **pescados azules grasos, huevos y lácteos.** En invierno, vigilar el estado de la vitamina D es fundamental, más que el resto del año.

- **Zinc:** Este mineral es importantísimo para nuestras defensas; sin él, el sistema inmune no funciona como debería:

○ Da energía y capacidad de respuesta a nuestros **linfocitos T,** a las **células NK** y a los **macrófagos.** Sin suficiente zinc, estas células no se replican correctamente ni llegan a tiempo al combate.

○ Modula la **respuesta inflamatoria** para que no sea excesiva.

○ Ayuda en el mantenimiento de las **barreras mucosas**

y de la piel, pues mantiene la integridad de las uniones estrechas entre las células del epitelio mucoso.

o Es capaz de dificultar la multiplicación y **proliferación de los virus** como el coronavirus.

El zinc lo encontramos en carnes como la **ternera,** el **pollo** y el **cerdo,** en los **mariscos,** las **legumbres** y los frutos secos como las **nueces,** las **semillas de girasol** y la **calabaza.**

- **Selenio:** Forma parte de las enzimas que nos **protegen de los oxidantes** que se producen cuando aumenta la termogénesis. El invierno nos obliga a quemar más combustible para mantener nuestro calor interno. Pues bien, el selenio casi puede garantizarte que esos residuos de la caldera, ese «humo contaminante y oxidativo» que se produce, no dañe a la membrana de las células ni a las mucosas que nos protegen. Si hay más selenio, nuestro **glutatión** (recuerda: nuestro antioxidante rey) rinde mucho más en su acción y la barrera mucosa de la nariz, garganta, intestino y bronquios estará en mucho mejor estado. El resultado: una protección mucho más eficaz de nuestra salud. Además, como te contábamos antes, activa la conversión de T4 en T3 local, que mejora la actividad de la **grasa parda** y del **músculo** en su regulación de la termogénesis, la capacidad de producir más calor interior.

Encontramos selenio de forma abundante en los **pescados y mariscos,** en las **nueces de Brasil,** el **pavo,** la **yema del huevo,** el **arroz integral,** las **legumbres** y los **quesos.**

- **Vitamina A:** En su forma activa (**retinol**) favorece que las células epiteliales proliferen, y que estas fabriquen la mucina del moco. Si hay vitamina A suficiente, los epitelios de la nariz, los bronquios y el intestino son capaces de mantener su capa de moco en perfecto estado para realizar su función. Y, si se lesiona, se recupera eficazmente.

  En nuestras mucosas —el tejido interno que recubre el intestino, las vías respiratorias y la conjuntiva—, se produce el ácido retinoico a partir del retinol, la forma activa de la vitamina A. Este ácido retinoico ayuda a fabricar una inmunoglobulina muy especial: la IgA, que actúa como un vigilante en la puerta de entrada de las mucosas. De esta forma el cuerpo distingue mejor lo propio de lo extraño, sabe cuándo atacar y defenderse frente a virus, bacterias y cualquier agente extraño, y en qué momento tiene que parar la batalla (la inflamación) para poder pasar al modo reparación.

  En alimentos de origen animal, encontramos vitamina A en forma de **retinol (hígado, aceite de hígado de bacalao, mantequilla, yema del huevo, lácteos, pescados grasos)**.

  En alimentos de origen vegetal, especialmente en alimentos de color naranja, rojo o verde oscuro, se encuentra en forma de **provitamina A (carotenoides): zanahorias, calabaza, boniato, espinacas, acelgas, brócoli, tomate, mango, albaricoques)**, que se transforman en retinol según la necesidad que haya en ese momento.

- **Probióticos**: Los probióticos y, sobre todo, los prebióticos mantienen la salud de la flora intestinal.
  - Mantienen a las bacterias productoras de butirato y otros ácidos grasos de cadena corta, que son el alimento y combustible de los colonocitos, las células del colon.
  - Bajan, por tanto, la inflamación intestinal y mejoran la integridad de la barrera.

  Los probióticos son microorganismos vivos presentes en alimentos fermentados como el **yogur**, el **kéfir**, el **chucrut** o la **kombucha**.

  Los **prebióticos** son el alimento de las bacterias beneficiosas, como el almidón resistente que conseguimos con la **patata y el arroz cocinados y enfriados**, así como **frutas, verduras, hortalizas, legumbres y cereales**.

- **Antioxidantes lipídicos**: Se encuentran en alimentos ricos en grasas saludables, como las **semillas,** el **té verde,** los **frutos secos** y los **aceites vegetales virgen extra como el de oliva o los de girasol, lino o nueces** (estos tres son recomendables para aliños en crudo). Su función es proteger a nuestras células del daño oxidativo, del desgaste producido por el estrés, la inflamación o los radicales libres.

  Estos alimentos aportan a las células ácidos grasos omega 3 (EPA y DHA) para que en sus membranas puedan fabricarse moléculas antiinflamatorias y reparadoras llamadas *resolvinas, protectinas y maresinas*. Estas actúan después de un proceso de daño celular, limpiando y rehaciendo estructuras dañadas.

- Y, por supuesto, **el agua**: mantener una suficiente hidratación permite que todo el organismo funcione correctamente. El agua es la base de la vida y del funcionamiento de cada célula. Representa más del 60 por ciento de nuestro cuerpo y participa en todos los procesos vitales: desde la digestión hasta la regulación de la temperatura corporal. Cuando nos hidratamos correctamente, el organismo fluye y funciona bien; cuando falta agua, todo se vuelve más espeso, más lento y menos eficaz:

  1. La **bilis se espesa**, dificultando la digestión y el aprovechamiento de las grasas.
  2. Los **riñones trabajan con más esfuerzo**, concentrando la orina y favoreciendo la acumulación de toxinas.
  3. Las **mucosas respiratorias se resecan**, y pierden su capacidad protectora frente a virus, bacterias y partículas del aire frío.
  4. Se altera la **termorregulación**, lo que nos hace sentir más cansados y con menos energía.
  5. Incluso el **estado de ánimo y la concentración** se resienten: una pérdida de apenas un 2 por ciento de agua corporal puede disminuir el rendimiento cognitivo y aumentar la sensación de fatiga.

En invierno, el aire seco de la calefacción y la menor sensación de sed hacen que muchas personas se hidraten peor sin darse cuenta. Por eso es importante recordar que hidratarse no siempre significa beber agua fría. Las infusiones suaves, los caldos ricos en vegetales, legumbres y proteínas de calidad o incluso las frutas y verduras de temporada con alto contenido en agua (como las naranjas, las mandarinas, el apio o las acelgas) son formas excelentes de mantener el equilibrio hídrico.

Una buena hidratación:

- **Favorece el metabolismo**, ayudando al hígado y a los riñones a eliminar desechos.
- **Mantiene la piel elástica y luminosa**, incluso en los meses más fríos.
- **Fortalece las defensas naturales** al conservar mucosas nasales y digestivas en buen estado.
- **Reduce la sensación de cansancio y mejora el estado de ánimo**, ya que mantiene un flujo óptimo de oxígeno y nutrientes hacia el cerebro.
- Y, sobre todo, **aporta bienestar**: ese calor suave de una taza de caldo o infusión reconforta el cuerpo y también la mente.

Como veis, sin agua no podemos tener una bilis fluida, orina suficiente ni moco protector. En invierno, las infusiones y los caldos ricos en vegetales son una muy buena fuente de agua, calor y salud.

El invierno tiene que ser, por tanto, una estación en la que haya equilibrio entre el exterior y nuestro interior.

Cuando la temperatura y la luz solar bajan, el hipotálamo, nuestro centro de control interno, da las órdenes para que todo nuestro cuerpo dirija su atención a mantener constante la temperatura interior, aportando más calor, y a mantener protegidas las barreras de defensa: la piel, las mucosas y las membranas que nos protegen de virus, bacterias y sustancias extrañas. Si hace falta, el músculo tirita, y la grasa parda se convierte en combustible para dar calor, mientras que la circulación se centra en los órganos vitales.

Las pocas horas de luz hacen que la melatonina aparezca antes y permanezca activa más tiempo. Esto favorece la reparación celular nocturna, pero también hace que baje antes la serotonina, la hormona del bienestar, lo que explica por qué en invierno sentimos antes el cansancio, la apatía o ese bajón de ánimo cuando cae la tarde.

Todos estos mecanismos de adaptación nos salvan, hacen que nuestras células se encuentren en buen estado.

Por otra parte, este gasto de energía extra nos lleva a una mayor oxidación celular, a tener las mucosas y la piel más secas por el frío y, además, reduce la vigilancia inmunitaria en ellas, pues el cuerpo prioriza la protección del interior.

En invierno, lo que comamos nos va a ayudar a mantener nuestras defensas en buen estado para poder compensar posibles daños. La **vitamina C** refuerza la piel y las mucosas, la **vitamina D** enseña a nuestras defensas a distinguir lo propio de lo extraño, el **selenio** mantiene activo el glutatión y ayuda a afinar hacia arriba el eje tiroideo, la **vitamina A** mejora la integridad de las mucosas y potencia la acción protectora de la IgA, y los **omega 3**, que ponen fin a la inflamación cuando no hay motivo para seguir luchando.

Y todo esto lo podemos encontrar en nuestra cocina:

En los caldos, que nos calientan por dentro sin sobrecargar la digestión. En las verduras, cereales, tubérculos, frutas, legumbres y arroz, que aportan prebióticos para alimentar a nuestras bacterias buenas. En las proteínas de calidad del pescado, marisco, huevos y carnes magras. Y en las grasas saludables (aceites vírgenes extra o de primera presión en frío), que protegen las membranas celulares y ayudan a reparar los tejidos dañados.

Para que tu cuerpo pase el invierno de la mejor forma, además de tener en cuenta estos consejos de alimentación, duerme, abrígate si hace frío, respira, haz ejercicio, toma el sol, mastica… Mima a tu cuerpo y acompáñalo con lo lógico, con lo que la naturaleza te ofrece en esta estación del año. Ayudarás a tus células a mantenerse sanas, a vivir en salud. **Tu salud**.

MENÚS Y RECETAS DE INVIERNO

En invierno el cuerpo ahorra calor y prioriza el cuidado de lo vital. La serotonina está baja y es más fácil sentir hambre al final del día. Por eso las cenas que te proponemos son saciantes y de fácil digestión, aportan calor sin ser pesadas para tu aparato digestivo.

Los siete días de menú están pensados para cubrir estas necesidades con platos que calienten desde dentro: caldos, sopas, cremas, verduras de temporada, guisos con proteínas limpias, pescados ricos en micronutrientes clave... Son alimentos que ayudan a que las mucosas que son las barreras de defensa (respiratorias y digestivas) funcionen mejor y modulen la inflamación, recetas que dan energía estable y que facilitan la digestión. Así, consigues aportar calor sin exceso de calorías.

Modifica tranquilamente los menús intentando emplear ingredientes parecidos e intercambia el orden de los platos a tu gusto, de forma que puedas hacer una dieta atractiva sin complicarte la vida.

Si añades los tres consejos que te damos siempre (hidratación sin sentir sed, masticar y cenar ligero y pronto), contarás con todas las armas para tener un cuerpo preparado para defenderse de los virus del invierno con mayor eficacia y mantener el equilibrio interno que permita a tus células seguir trabajando para que tú estés sano.

Puedes completar estos menús con las recomendaciones para desayunos que encontrarás en la p. 44.

	COMIDA	**CENA**

Día 1	Sopa de fideos
	Solomillo con setas
	    al Oporto
	Yogur
		Puerros asados con salsa
		    de pimientos
		Tortilla de tomatitos con
		    jamón, queso y orégano.
		Queso fresco con nueces
		    y miel

Día 2	Crema dorada (coliflor con curry) Albóndigas con tomate Yogur	Calamares guisados 1 pieza de fruta

Día 3	Ensalada de bacalao
	    y naranja
	Merluza gratinada con
	    crema de calabaza
	Yogur
		Hamburguesas de calabacín
		    con salsa griega
		1 fruta y unas almendras

Día 4	Ensalada de escarola con
	    granada
	Pavo con mostaza y naranja
	Yogur
		Revuelto de setas con
		    gambas
		1 pieza de fruta

Día 5	Crema de lentejas rojas
	    y verduras
	Conejo al ajillo
	1 pieza de fruta
		Tartar de atún con salsa
		    de aguacate
		1 naranja

Día 6	Trigueros con setas
	    salteadas
	Bacalao con mayonesa
	    de coliflor
	Manzana
		Pizza con base de calabaza
		1 pieza de fruta

Día 7	Noodles de arroz con pollo
	    y verduras
	Yogur con uvas pasas
	    y nueces
		Ensalada de escarola
		    y manzana
		Tortilla de espinacas con
		    queso
		1 pieza de fruta

DÍA 1

SOPA DE FIDEOS

Ingredientes para 2 raciones

- 1 muslo o pechuga de pollo (unos 200-250 g)
- 1 zanahoria mediana
- ½ puerro (solo la parte blanca)
- ½ calabacín pequeño
- 1 rama de apio
- 1 diente de ajo (opcional)
- 60-70 g de fideos finos o integrales
- 1 litro de agua
- 1 cdta. de AOVE
- sal marina y pimienta negra al gusto
- unas hojas de perejil fresco (opcional)

Elaboración

1. En una olla, añadir el agua, el pollo, la zanahoria, el puerro, el apio y el ajo. Llevar a ebullición, bajar el fuego y cocinar durante 25-30 min a fuego medio-bajo, retirando la espuma si aparece.
2. Colar y reservar el caldo. Desmenuzar el pollo en hebras y reservar.
3. Añadir los fideos al caldo limpio y cocinar 6-8 min (según el tipo de pasta).
4. Incorporar el calabacín cortado en daditos y el pollo desmenuzado. Cocinar todo junto 3-4 min más.
5. Apagar el fuego, añadir el AOVE, rectificar de sal y pimienta y decorar con perejil.

CLAVES NUTRIVAZQUEZ

Esta sopa es perfecta para el invierno: hidrata y refuerza el sistema inmune gracias a su combinación de caldo caliente, verduras y proteínas magras.

Los fideos integrales aportan fibra, mientras que el aceite de oliva virgen extra y las verduras añaden antioxidantes y minerales. Tomarla caliente ayuda a mejorar la circulación y la digestión, aportando bienestar físico y emocional.

SOLOMILLO CON SETAS AL OPORTO

Ingredientes para 2 raciones

- 2 solomillos de ternera o uno de cerdo (unos 300-350 g en total)
- 1 diente de ajo, picado
- 1 cebolla mediana, picada fina
- 250 g de setas variadas (champiñones, portobello o setas de cardo)
- 70 ml de vino de Oporto
- 1 cdta. de mostaza de Dijon
- 1 cdta. de concentrado de carne (Bovril o similar)
- ½ pastilla de caldo
- 200 ml de nata líquida para cocinar
- 2 cdas. de AOVE
- sal marina y pimienta negra recién molida al gusto
- escamas de sal

Elaboración

1. En una sartén amplia, calentar un poco de AOVE y añadir el ajo picado.
2. Incorporar la cebolla cortada fina y sofreír a fuego medio hasta que esté bien pochada.
3. Agregar las setas y cocinar durante unos minutos, hasta que suelten el agua y empiecen a dorarse.
4. Verter el vino de Oporto y dejar reducir brevemente.
5. Añadir la mostaza, el concentrado de carne, la media pastilla de caldo desmenuzada y la nata líquida. Remover bien y cocinar a fuego suave hasta que la salsa espese ligeramente. Rectificar de sal si es necesario.
6. Salpimentar los medallones y dorarlos en una sartén caliente con un poco de AOVE, al punto deseado.
7. Servir el solomillo acompañado de la salsa con la mezcla de setas al Oporto. Finalizar con unas escamas de sal sobre la carne justo antes de servir.

El solomillo aporta proteínas de alta calidad, hierro y zinc, esenciales para la energía y la regeneración muscular.

Las setas variadas aportan polisacáridos (betaglucanos), selenio y ergosterol (precursor de la vitamina D), que refuerzan las defensas, protegen frente al estrés oxidativo y favorecen la salud intestinal.

La mostaza de Dijon contiene compuestos sulfurados que estimulan la digestión y activan enzimas hepáticas depurativas.

El ajo y la cebolla aportan alicina y quercetina, que mejoran la circulación y refuerzan la inmunidad.

PUERROS ASADOS CON SALSA DE PIMIENTOS

Ingredientes para 2 raciones

- 4-6 puerros
- 250 g de pimientos asados
- 60 g de almendras peladas
- sal y pimienta
- 4-5 cdas. de AOVE
- 2 dientes de ajo

Elaboración

1. Cortar los puerros por la mitad a lo largo y colocarlos en una bandeja. Añadir los dientes de ajo enteros, poner la sal y un poco de AOVE por encima. Meter la bandeja en el horno a 180 °C durante 20-25 min, hasta que los puerros estén tiernos.
2. En el vaso de la batidora poner los ajos junto con los pimientos escurridos, las almendras, sal y un buen chorro de AOVE. Batir todo hasta obtener una salsa cremosa y homogénea. Probar y ajustar la sal o el AOVE si es necesario.
3. Cuando los puerros estén listos, retirar la capa exterior y colocarlos en la bandeja. Verter la salsa de pimientos por encima y terminar con unas almendras picadas para darle un toque crujiente. ¡Listo para disfrutar!

CLAVES NUTRIVAZQUEZ

Los puerros aportan fibra prebiótica (inulina) y compuestos azufrados con acción depurativa y digestiva, que favorecen la salud intestinal y la función hepática. Además, son ricos en vitamina C y ácido fólico, esenciales para las defensas y la regeneración celular.

Los pimientos asados ofrecen una alta concentración de vitamina C, betacarotenos y licopeno, potentes antioxidantes que protegen las mucosas, la piel y los vasos sanguíneos, contribuyendo a reducir la inflamación y el estrés oxidativo.

Las almendras añaden grasas monoinsaturadas, magnesio y vitamina E, que nutren el sistema nervioso y mejoran la salud cardiovascular.

El ajo estimula las secreciones digestivas y aporta alicina y ácidos orgánicos, que refuerzan la función antimicrobiana.

El aceite de oliva virgen extra potencia la absorción de los antioxidantes de los pimientos y las almendras, aportando polifenoles y ácido oleico con efecto antiinflamatorio y cardioprotector.

TORTILLA DE TOMATITOS CON JAMÓN, QUESO Y ORÉGANO

Ingredientes para 2 raciones

- 4 huevos
- 100 g de tomatitos cherry
- 50 g de jamón cocido
- 50 g de queso (tipo manchego, mozzarella o gouda) en cubos o rallado
- orégano seco al gusto
- AOVE
- sal y pimienta

Elaboración

1. Batir los huevos en un bol con un poco de sal y pimienta.
2. Cortar los tomatitos por la mitad y el jamón en tiras pequeñas.
3. En una sartén con un poco de AOVE, dorar ligeramente los tomatitos y el jamón durante 1-2 min.
4. Verter los huevos batidos sobre los ingredientes en la sartén y distribuir el queso por encima.
5. Espolvorear orégano al gusto y cocinar a fuego medio-bajo hasta que la tortilla esté cuajada por fuera y ligeramente jugosa por dentro.
6. Darle la vuelta con cuidado y estará lista para servir.

CLAVES NUTRIVAZQUEZ

Los huevos son una fuente excelente de proteínas de alto valor biológico, colina y vitaminas A, D, E y B12, que favorecen la regeneración celular, la función cerebral y el equilibrio hormonal. Además, su contenido en luteína y zeaxantina protege la salud ocular.

Los tomatitos cherry aportan vitamina C, licopeno y polifenoles, antioxidantes que fortalecen el sistema inmunitario, mejoran la circulación y contribuyen a una piel más saludable.

El jamón cocido, aporta proteínas ligeras y minerales

como el hierro y el zinc, necesarios para la reparación tisular y la oxigenación celular.

El queso aporta calcio, fósforo y triptófano, esenciales para los huesos y el bienestar emocional.

El toque de orégano seco y aceite de oliva virgen extra completa el perfil antiinflamatorio del plato: el primero aporta carvacrol y timol, compuestos con efecto antimicrobiano y digestivo, y el segundo ácido oleico y polifenoles protectores del corazón.

DÍA 2

CREMA DORADA O CREMA DE COLIFLOR CON CURRY

Ingredientes para 2 raciones

- ½ coliflor pequeña
- 1 zanahoria
- 1 cebolla
- 20 g de anacardos
- 1 cdta. de curry en polvo
- vino blanco
- agua
- sal y pimienta
- garbanzos cocidos (unos 100 g)
- AOVE
- pimentón dulce o picante
- perejil fresco picado

Elaboración

1. En una olla con un poco de aceite, pochar la cebolla y la zanahoria cortadas, junto con los anacardos y el curry durante unos minutos. Añadir un chorrito de vino blanco y dejar que se evapore un poco.
2. Poner la coliflor troceada y cubrir las verduras con agua, añadir sal y pimienta y dejar cocer 25 min hasta que las verduras estén tiernas.
3. Triturar todo con una batidora hasta obtener una crema suave y homogénea.
4. Mientras tanto, en una sartén con un poco de aceite, sofreír los garbanzos con pimentón hasta que estén ligeramente dorados.
5. Servir la crema caliente y decorar con los garbanzos dorados, un poco de perejil picado y un chorrito de AOVE.

La coliflor aporta fibras, vitamina C y compuestos azufrados (glucosinolatos) con potente acción antioxidante y depurativa, que estimulan las enzimas hepáticas encargadas de la eliminación de toxinas.

La zanahoria y la cebolla aportan betacarotenos, quercetina y flavonoides, nutrientes que protegen frente al estrés oxidativo y mejoran la salud ocular y cardiovascular.

El curry, mezcla de especias rica en curcumina, cúrcuma y jengibre, ofrece un fuerte efecto antiinflamatorio, antioxidante y digestivo.

Los anacardos aportan grasas insaturadas, magnesio y triptófano, que apoyan la función cerebral y contribuyen al equilibrio emocional.

Los garbanzos cocidos añaden proteínas vegetales, hierro y fibra soluble.

ALBÓNDIGAS CON TOMATE

Ingredientes para 2 raciones

- 300 g de carne picada (ternera, cerdo o mezcla)
- 1 huevo pequeño
- 1-2 cdas. de pan rallado
- un chorrito de leche
- 1 diente de ajo picado
- perejil picado al gusto
- sal y pimienta
- harina para rebozar
- AOVE
- salsa de tomate (casera o comprada, unos 150-200 ml)

Elaboración

1. En un bol, mezclar la carne picada con el huevo, el pan rallado, un chorrito de leche, el ajo picado, el perejil, sal y pimienta. Amasar bien hasta integrar todos los ingredientes.
2. Formar albóndigas pequeñas y rebozarlas ligeramente en harina.
3. En una sartén con un poco de AOVE, dorar las albóndigas por todos los lados hasta que estén selladas.
4. Añadir la salsa de tomate y dejar cocer a fuego medio-bajo 15-20 min, hasta que las albóndigas estén completamente cocidas y la salsa espese ligeramente.

CLAVES NUTRIVAZQUEZ

La carne picada (de ternera, cerdo o mezcla) aporta proteínas de alto valor biológico, hierro hemo y zinc, fundamentales para la formación de glóbulos rojos, la regeneración muscular y el equilibrio hormonal.

El ajo y el perejil incorporan alicina y clorofila, dos compuestos con acción antibacteriana, depurativa y antioxidante

La salsa de tomate, si es casera o natural, aporta licopeno y vitamina C, antioxidantes que protegen frente al daño oxidativo y favorecen la absorción del hierro de la carne.

CALAMARES GUISADOS

Ingredientes para 2 raciones

- 300-400 g de calamares limpios, cortados en anillas
- ½ cebolla
- 1 diente de ajo
- 1 tomate maduro o 50-70 ml de tomate triturado
- 1 hoja de laurel
- ¼ de vaso de vino blanco
- AOVE
- sal y pimienta
- una pizca de pimentón dulce
- agua o caldo de pescado
- perejil fresco picado (opcional)

Elaboración

1. Picar la cebolla y el ajo, y pocharlos en una cazuela con un poco de AOVE hasta que estén tiernos.
2. Añadir el tomate, la hoja de laurel, la sal, la pimienta y el pimentón, y rehogar unos minutos.
3. Incorporar los calamares, remover bien y verter el vino blanco, dejando que evapore el alcohol.
4. Cubrir ligeramente con agua o caldo de pescado y dejar cocinar a fuego medio-bajo durante 20-25 min, hasta que los calamares estén tiernos y la salsa haya reducido.
5. Rectificar de sal y pimienta, y espolvorear un poco de perejil fresco picado antes de servir.

CLAVES NUTRIVAZQUEZ

Los calamares son una excelente fuente de proteínas magras, hierro, yodo y vitamina B12, nutrientes clave para la formación de glóbulos rojos, el equilibrio hormonal y el correcto funcionamiento del sistema nervioso.

La cebolla, el ajo y el tomate aportan quercetina, alicina y licopeno, compuestos con efecto antioxidante y antiinflamatorio, que favorecen la depuración hepática y protegen frente al estrés oxidativo.

El aceite de oliva virgen extra aporta ácido oleico y polifenoles, importantes para la salud cardiovascular.

DÍA 3

ENSALADA DE BACALAO Y NARANJA

Ingredientes para 2 raciones

- 80-100 g de canónigos (o mezcla de hojas verdes)
- 100-120 g de bacalao ahumado
- 1 naranja grande
- ½ cebolla morada (en rodajas finas)
- 8-10 aceitunas negras

Para la vinagreta:
- zumo natural de naranja (unos 50 ml)
- 1 cda. de AOVE
- unas gotas de vinagre de manzana
- pimienta negra recién molida
- una pizca de jengibre en polvo (opcional)

Elaboración

1. Colocar una base de canónigos en el plato o fuente.
2. Añadir el bacalao ahumado en láminas, los gajos de naranja, la cebolla morada cortada en rodajas finas y las aceitunas negras.
3. Preparar la vinagreta en un cuenco pequeño: mezclar el zumo de naranja con AOVE, unas gotas de vinagre de manzana, una pizca de pimienta y el jengibre en polvo. Emulsionar bien con un tenedor.
4. Aliñar y servir.

CLAVES NUTRIVAZQUEZ

Una ensalada refrescante, ligera y antioxidante, perfecta para estimular la circulación y la digestión. El bacalao ahumado aporta proteínas magras y omega 3, beneficiosos para el corazón y la función muscular. La naranja ofrece vitamina C y flavonoides, que fortalecen las defensas y la piel. La cebolla morada y las aceitunas aportan antioxidantes y grasas saludables.

Un plato equilibrado y revitalizante.

MERLUZA GRATINADA CON CREMA DE CALABAZA

Ingredientes para 2 raciones

- 600 g de calabaza
- AOVE, sal y hierbas provenzales
- 60 ml de agua o caldo
- 100 g de mayonesa casera
- 1 clara de huevo
- perejil picado
- 2 lomos de merluza
- gambones crudos pelados

Elaboración

1. Cortar la calabaza en daditos, aliñarla con AOVE, sal y las hierbas provenzales. Sofreír unos minutos.
2. Añadir el agua o caldo, tapar y dejar cocer hasta que la calabaza esté tierna. Triturar para hacer un puré.
3. Mezclar la mayonesa, la clara de huevo a punto de nieve y el perejil picado con movimientos envolventes.
4. Precalentar el horno a 180 °C.
5. Colocar los lomos de merluza en una bandeja de horno con un poco de sal, cubrir con la espuma de mayonesa y poner encima los gambones ordenados.
6. Hornear 12 min.
7. Emplatar poniendo en la base el puré y encima el lomo de merluza gratinado con una hojita de perejil.

Un plato que combina proteínas magras, grasas saludables y antioxidantes naturales, ideal para reforzar la inmunidad, cuidar la piel y apoyar la función hepática.

La merluza aporta proteínas de calidad, vitamina B12, fósforo y selenio, de digestión ligera y buena fuente de energía y de apoyo al tiroides.

La calabaza es rica en betacarotenos (provitamina A), vitamina C y potasio, que protegen la piel y las mucosas, refuerzan las defensas y favorecen la eliminación de líquidos.

Los gambones aportan buenas proteínas, zinc, yodo y astaxantina, un pigmento antioxidante con efecto cardioprotector y antiinflamatorio.

Las hierbas provenzales y el perejil son fuente de polifenoles, clorofila y aceites esenciales con acción digestiva y antioxidante.

HAMBURGUESAS DE CALABACÍN CON SALSA GRIEGA

Ingredientes para 2 raciones

- 700 g de calabacín sin pelar, picado.
- 2 huevos medianos
- 4-5 cdas. soperas de harina de almendras.
- pimienta al gusto
- ½ cdta. de sal
- 1 cdta. de vinagre
- 1 cdta. de cebollino fresco picado
- AOVE

Para la salsa:
- 250 g de pepino pelado
- ½ cdta. de sal
- pimienta
- 2 yogures griegos
- menta fresca picada al gusto
- 1 diente de ajo, picado
- 1 cdta. de vinagre de manzana
- 1-2 cdas. de AOVE
- hojas verdes
- ralladura de limón

Elaboración

1. En un bol, mezclar el pepino rayado con yogur griego, ajo picado, menta, vinagre, AOVE, sal y pimienta al gusto. Remover bien hasta obtener una mezcla cremosa y homogénea. Reservar.
2. Para preparar las hamburguesas lavar y rallar el calabacín. Añadir una pizca de sal. Escurrir muy bien con un paño limpio, para eliminar el exceso de líquido.
3. En un bol, mezclar el calabacín escurrido con los huevos, la harina de almendras, vinagre, sal, pimienta y cebollino picado.
4. Coger porciones de masa y darles forma de hamburguesa.
5. Calentar una sartén con un poco de AOVE y cocinar las hamburguesas hasta que estén doradas.
6. Servir las hamburguesas, acompañadas de la salsa de yogur bien fría. Puedes presentarlas sobre una base de hojas verdes y añadir por encima un poco de cebollino fresco o ralladura de limón.

El calabacín, base de las hamburguesas, es rico en agua, fibra soluble y potasio, que ayudan a mejorar el tránsito intestinal y mantener el equilibrio electrolítico. Aporta además vitamina C y antioxidantes que protegen las células frente al estrés oxidativo.

Los huevos y la harina de almendra aportan proteínas de alta calidad, grasas monoinsaturadas, magnesio y vitamina E, que favorecen la funciôn muscular, hormonal y cardiovascular.

El toque de cebollino fresco y vinagre añade compuestos azufrados y ácidos orgánicos con efecto digestivo y depurativo, que estimulan las secreciones gástricas.

La salsa griega a base de yogur, pepino y menta aporta probióticos, calcio y vitaminas del grupo B, esenciales para la salud intestinal y el sistema inmunitario. El ajo y el vinagre de manzana refuerzan el efecto antimicrobiano y digestivo, mientras que el aceite de oliva virgen extra aporta ácido oleico y polifenoles con acción antiinflamatoria.

DÍA 4

ENSALADA DE ESCAROLA CON GRANADA

Ingredientes para 2 raciones

- ½ escarola pequeña, lavada y troceada
- ½ granada
- 40 g de queso de cabra o queso azul
- un puñado de nueces troceadas
- ½ manzana
- AOVE
- vinagre de Módena o vinagre de manzana y zumo de limón
- sal y pimienta

Elaboración

1. En un bol grande colocar la escarola limpia y bien escurrida.
2. Añadir los granos de granada, las nueces, el queso desmenuzado y las láminas de manzana.
3. En un cuenco pequeño preparar la vinagreta: mezclar AOVE, vinagre, zumo de limón, sal y pimienta al gusto.
4. Aliñar la ensalada justo antes de servir.

CLAVES NUTRIVAZQUEZ

Una ensalada rica en antioxidantes y grasas saludables, ideal para comidas ligeras o cenas equilibradas. La escarola favorece la digestión y depuración, mientras que la granada aporta vitamina C y polifenoles con efecto antienvejecimiento. El queso de cabra ofrece calcio y proteínas de fácil asimilación, y las nueces añaden omega 3 y saciedad. La manzana y el vinagre de Módena completan el plato con frescura y equilibrio ácido-dulce.

Un conjunto colorido, antioxidante y antiinflamatorio, perfecto para reforzar las defensas y cuidar el bienestar digestivo.

PAVO CON MOSTAZA Y NARANJA

Ingredientes para 2 raciones

- 1 solomillo de pavo (aprox. 350-400 g)
- 1 cebolla mediana (unos 120 g), picada fina
- 2 cdas. de AOVE
- 80 ml de vino blanco seco
- 80 ml de agua
- 1½ cdas. de mostaza de Dijon o antigua
- zumo de 1 naranja mediana (aprox. 100 ml)
- sal y pimienta negra al gusto
- un puñado de rúcula fresca (unos 40 g)
- 1 naranja pequeña pelada y cortada en gajos o trozos, para acompañar

Elaboración

1. Salpimentar el solomillo y sellar en una sartén con 1 cda. de AOVE a fuego medio-alto, hasta que quede dorado por fuera. Retirar y reservar.
2. En la misma sartén, añadir 1 cda. más de AOVE y sofreír la cebolla picada durante 5-6 min, hasta que esté blanda y transparente.
3. Añadir el vino blanco y dejar que evapore el alcohol durante 1-2 min. Incorporar el agua y la mostaza, mezclar bien y colocar el pavo de nuevo en la sartén. Tapar y cocinar a fuego medio-bajo durante 8 min, hasta que la carne esté tierna.
4. Retirar el pavo, pasar la salsa a un vaso batidor, añadir el zumo de naranja y triturar hasta que quede cremosa y homogénea.
5. Cortar el pavo en rodajas, colocarlo sobre una cama de rúcula, añadir unos trozos de naranja fresca y verter por encima la salsa templada de mostaza y naranja.

El pavo aporta proteínas de alto valor biológico y vitaminas del grupo B (B3, B6, B12), esenciales para la regeneración muscular, el equilibrio hormonal y el correcto funcionamiento del sistema nervioso.

La naranja aporta vitamina C, ácido fólico y flavonoides con potente acción antioxidante y antiinflamatoria, que estimulan la producción de colágeno y fortalecen el sistema inmunitario.

La mostaza de Dijon, rica en compuestos sulfurados y antioxidantes naturales, potencia el sabor y ayuda a activar las enzimas digestivas, mejorando la asimilación de los nutrientes.

El aceite de oliva virgen extra añade ácido oleico y polifenoles, que protegen el corazón y reducen la inflamación.

La rúcula fresca completa el conjunto con clorofila, calcio y compuestos amargos depurativos, que estimulan el hígado y potencian el efecto antioxidante de la receta.

REVUELTO DE SETAS CON GAMBAS

Ingredientes para 2 raciones

- 200 g de setas variadas (níscalos, champiñones, portobello o mezcla)
- 150 g de gambas peladas (frescas o descongeladas)
- 3 huevos camperos
- 1 diente de ajo picado
- 1 cda. de AOVE
- sal y pimienta negra al gusto
- un poco de perejil fresco picado o cebollino (opcional)
- vino blanco

Elaboración

1. Limpiar bien las setas con un paño húmedo y cortarlas en trozos medianos.
2. En una sartén amplia, calentar el AOVE y añadir el ajo picado. Cuando empiece a dorarse, incorporar las setas y una pizca de sal.
   Cocinar a fuego medio-alto durante 6-8 min, hasta que suelten el agua y se doren ligeramente.
3. Incorporar las gambas, salpimentar y, si deseas, añadir un chorrito de vino blanco. Cocinar 2-3 min, hasta que las gambas cambien de color.
4. Batir ligeramente los huevos en un bol y verterlos sobre la sartén.
   Remover suavemente con una espátula, a fuego bajo, hasta que el revuelto cuaje al punto deseado (jugoso o más firme).
5. Rectificar de sal, añadir perejil o cebollino picado y servir inmediatamente.

Las setas son una fuente natural de polisacáridos (betaglucanos), selenio y ergosterol (precursor de la vitamina D), con efecto antioxidante, inmunomodulador y antiinflamatorio.

Las gambas poseen proteínas magras, yodo, zinc y vitamina B12, esenciales para el funcionamiento neuromuscular, el metabolismo celular y la regeneración tisular. Su contenido en astaxantina, un pigmento antioxidante, contribuye a la protección cardiovascular y cutánea.

Los huevos camperos completan el plato con proteínas de alto valor biológico, colina y vitaminas A, D y E, fundamentales para la salud cerebral, ocular y hormonal.

El ajo y el aceite de oliva virgen extra añaden alicina y polifenoles, con propiedades antibacterianas, vasodilatadoras y cardioprotectoras, mejorando la circulación y reforzando las defensas naturales.

DÍA 5

CREMA DE LENTEJAS ROJAS Y VERDURAS

**Ingredientes para
2 raciones**

- 60 g de lentejas rojas
- 1 litro de caldo de verduras o pollo
- 1 berenjena
- 1 calabacín
- 2 zanahorias
- 1 cebolla
- 1 diente de ajo
- sal y pimienta
- AOVE
- especias (cúrcuma, za'atar...) a tu gusto

Elaboración

1. Cortar en dados la zanahoria, el calabacín, la berenjena, la cebolla y el ajo.
2. Calentar un poco de AOVE en una cazuela y rehogar todas las verduras a fuego medio.
3. Añadir sal, pimienta y las lentejas rojas. Remover para integrar bien.
4. Incorporar el caldo y las especias que prefieras, como za'atar o cúrcuma.
5. Tapar la cazuela y cocinar a fuego medio durante unos 25 min, hasta que las lentejas estén tiernas.
6. Triturar la mezcla con una batidora hasta obtener una crema homogénea y suave.
7. Servir la crema con un chorrito de AOVE por encima, si lo deseas.

CLAVES NUTRIVAZQUEZ

Una crema rica en fibra, proteínas vegetales y antioxidantes. Las lentejas rojas destacan por su fácil digestión y su aporte de hierro, magnesio y folatos, nutrientes clave para la energía y la salud celular. Las verduras variadas como el calabacín, la berenjena y la zanahoria suman vitaminas A, C y polifenoles con efecto antiinflamatorio. La cúrcuma y el za'atar aportan un toque exótico y propiedades digestivas y antioxidantes.

Un plato nutritivo, ligero y depurativo, perfecto para reforzar el sistema inmunitario y cuidar la microbiota intestinal.

CONEJO AL AJILLO

Ingredientes para 2 raciones

- 1 conejo troceado
- 1 cabeza de dientes de ajo
- 200 ml de vino blanco
- AOVE
- sal y pimienta
- tomillo y romero (secos)
- champiñones (para guarnición)

Elaboración

1. Cubrir una sartén amplia con un fondo generoso de AOVE.
2. Chafar los dientes de ajo (con piel) y dorarlos a fuego medio. Sacarlos de la sartén y reservar.
3. Salpimentar el conejo troceado. En el mismo aceite, dorar los trozos por todas sus caras a fuego medio-alto.
4. Cuando el conejo esté bien sellado, bajar el fuego, reincorporar los ajos a la sartén, añadir el tomillo, el romero y el vino blanco.
5. Tapar y cocinar a fuego medio durante unos 20 min, hasta que el conejo esté tierno
6. Mientras tanto, saltear los champiñones en una sartén con un poco de AOVE, sal y pimienta, hasta que estén dorados.
7. Servir el conejo caliente, acompañado de los champiñones como guarnición.

El conejo es una carne blanca muy ligera y digestiva, con alto contenido en proteínas de calidad, fósforo, selenio y vitaminas del grupo B (B3, B6, B12) que ayuda a mantener la masa muscular y la salud cardiovascular.

El ajo aporta alicina, un compuesto sulfurado con efecto antibacteriano, vasodilatador y antioxidante, que mejora la circulación y refuerza el sistema inmune. Su acción se potencia al combinarse con el aceite de oliva virgen extra, rico en ácido oleico y polifenoles, que protegen frente a la inflamación y al daño celular.

El tomillo y el romero aportan aceites esenciales antimicrobianos y digestivos.

Los champiñones de guarnición completan el plato con selenio, fibra y compuestos fenólicos que favorecen la función hepática y refuerzan las defensas naturales.

TARTAR DE ATÚN CON SALSA DE AGUACATE

Ingredientes para 2 raciones

<u>Para el tartar:</u>
- 2 tomates medianos (300-350 g)
- ½ cebolla morada (80 g aprox.)
- 1 aguacate
- zumo de medio limón
- 2 latas de atún en aceite escurrido
- aceitunas negras
- aceitunas verdes
- brotes frescos para decorar
- sal y pimienta al gusto
- AOVE

<u>Para la salsa de aguacate:</u>
- 2 aguacates
- hielo
- zumo de limón
- agua
- pimienta

Elaboración

1. En un bol, mezclar el tomate picado sin piel ni semillas, el aguacate en dados, el atún, la cebolla morada, el zumo de limón y las aceitunas negras. Añadir sal y pimienta al gusto y reservar en frío.
2. Para la salsa, en el vaso de una batidora añadir el aguacate, el zumo de limón, agua, unos cubitos de hielo y una pizca de pimienta. Triturar hasta obtener una crema ligera. Reservar en frío.
3. Con ayuda de un aro, colocar el tartar en el centro del plato. Verter alrededor la salsa fría de aguacate.
4. Terminar con un chorrito de AOVE, unos brotes frescos sobre el tartar y unas aceitunas negras y verdes picadas repartidas en la salsa.

El atún aporta proteínas de alta calidad y ácidos grasos omega 3 (EPA y DHA), con efecto antiinflamatorio, cardioprotector y neuroprotector. Además, su contenido en selenio y vitamina D favorece la función inmunitaria y la protección celular.

El aguacate, presente tanto en el tartar como en la salsa, es una fuente excepcional de grasas monoinsaturadas, potasio y vitamina E, nutrientes que equilibran el sistema hormonal, mejoran la elasticidad de la piel y protegen frente al estrés oxidativo.

Los tomates y la cebolla morada aportan licopeno, quercetina y vitamina C, potentes antioxidantes que protegen las mucosas, fortalecen las defensas y favorecen la regeneración celular.

Las aceitunas verdes y negras aportan polifenoles y ácido oleico, con poder cardioprotector.

Completan el conjunto la clorofila, las enzimas y los compuestos fitoquímicos activos, que promueven la depuración hepática y el equilibrio intestinal.

DÍA 6

TRIGUEROS CON SETAS SALTEADAS

Ingredientes para 2 raciones

- 250-300 g de espárragos trigueros
- 200-250 g de setas al gusto
- 2 cdas. de AOVE
- sal
- pimienta negra

Elaboración

1. Lavar los espárragos y cortar la parte dura del tallo. Trocear en piezas pequeñas. Limpiar las setas y cortarlas al gusto.
2. En una sartén con un poco de AOVE, saltear primero los espárragos durante 2-3 min. Añadir las setas y cocinar todo junto a fuego medio-alto, removiendo de vez en cuando. Salpimentar al gusto y cocinar hasta que estén dorados y tiernos.
3. Servir caliente

CLAVES NUTRIVAZQUEZ

Los espárragos trigueros son una excelente fuente de fibra, ácido fólico, potasio y glutatión, uno de los antioxidantes más potentes del organismo, que ayuda a proteger el hígado y favorecer la eliminación de toxinas. También contienen asparagina, un aminoácido con efecto diurético natural.

Las setas aportan proteínas vegetales, polisacáridos (betaglucanos), selenio y ergosterol (precursor de la vitamina D), con acción antioxidante, inmunomoduladora y antiinflamatoria.

El aceite de oliva virgen extra aporta ácido oleico y polifenoles con efecto cardioprotector y antiinflamatorio.

BACALAO CON MAYONESA DE COLIFLOR

Ingredientes para 2 raciones

- 4 lomos de bacalao fresco
- 250 g de coliflor
- 100 g de mantequilla
- 3 dientes de ajo
- zumo de 1 naranja
- 1 cayena seca (opcional)
- tomillo seco
- sal y pimienta negra
- AOVE

Elaboración

1. Para el puré de coliflor, cocer la coliflor en agua con sal hasta que esté muy tierna (unos 10-12 min). Escurrir bien y triturar con la mantequilla hasta obtener una textura cremosa y lisa. Ajustar de sal y reservar.
2. En una sartén, calentar un chorrito de AOVE y sofreír los ajos laminados junto con la cayena hasta que estén dorados. Retirar y reservarlos para la salsa.
3. En la misma sartén cocinar los lomos de bacalao con la piel hacia abajo primero, unos 2 min por lado a fuego medio-alto, hasta que estén en su punto. Retirar y reservar.
4. Añadir el zumo de naranja a la sartén junto con los ajos dorados y una pizca de tomillo seco. Dejar reducir a fuego medio unos minutos hasta que la salsa espese ligeramente.
5. Colocar una base del puré de coliflor caliente en el plato. Añadir el lomo de bacalao encima y terminar con la salsa de naranja, los ajos dorados y unas hojitas de tomillo o un toque de pimienta recién molida.

El bacalao aporta omega 3, yodo y vitamina B12, esenciales para la energía, sistema cardiovascular, función tiroidea y el metabolismo celular.

La coliflor aporta fibras, vitamina C y compuestos azufrados (glucosinolatos y sulforafano) con potente acción antioxidante y hepatoprotectora, ayudando al organismo en la eliminación de toxinas.

El zumo de naranja añade vitamina C y flavonoides que refuerzan las defensas, mejoran la absorción del hierro y aportan un contraste cítrico que realza los sabores.

El ajo y la cayena, junto al tomillo seco, contribuyen con compuestos bioactivos antimicrobianos y digestivos, que estimulan la circulación y mejoran la función hepática.

PIZZA CON BASE DE CALABAZA

Ingredientes para 2 raciones

- 400 gr de calabaza sin piel y sin pepitas
- 2 huevos
- 60 g de queso rallado
- 2 cdas. de harina de almendra molida
- sal, pimienta y orégano al gusto
- Toppings: tomate frito, queso mozzarella, jamón cocido o serrano, champiñones laminados, aceitunas negras y queso azul
- AOVE

Elaboración

1. Cortar la calabaza en tacos pequeños, impregnar en AOVE, sal y pimienta y poner en la freidora de aire unos 15 min a 190 °C, removiendo a mitad de cocción, o bien en el horno microondas envuelta en papel de cocina unos 12 min. También se puede poner a cocer con agua unos 15 min y luego escurrir muy bien.
2. Precalentar el horno a 200 °C.
3. Mezclar la calabaza, bien aplastada con el tenedor, con los huevos, el queso rallado, sal, pimienta y las especias hasta obtener una masa homogénea, ajustar con la harina de almendras para que la masa quede espesa.
4. Extender la mezcla sobre una bandeja de horno con papel vegetal.
5. Hornear la base durante 15-20 min, hasta que esté ligeramente dorada.
6. Sacar la base, untar con salsa de tomate y repartir el queso mozzarella rallado junto con los toppings que prefieras: jamón, champiñones, aceitunas, queso azul.
7. Volver a meter la pizza al horno y hornear otros 10 min, hasta que el queso se derrita y se dore un poco.

La calabaza, base de la masa, aporta betacarotenos (provitamina A), vitamina C y potasio, con efecto antioxidante, depurativo y antiinflamatorio.

Los huevos y el queso rallado actúan como aglutinantes naturales y añaden proteínas de alta calidad, calcio y colina, esenciales para la regeneración celular, la salud muscular y cerebral.

La harina de almendra enriquece la base con grasas monoinsaturadas, magnesio y vitamina E, que cuidan el sistema cardiovascular.

Los toppings mediterráneos: el tomate ofrece licopeno, antioxidante clave para la piel y el corazón; el jamón aporta hierro hemo y zinc; y las aceitunas junto con la mozzarella añaden grasas saludables y calcio.

El toque final de orégano potencia las propiedades antibacterianas y digestivas del plato.

DÍA 7

NOODLES DE ARROZ CON POLLO Y VERDURAS

Ingredientes para 2 raciones

- 120 g de noodles de arroz (o fideos de arroz)
- 200 g de pechuga de pollo en tiras finas
- 1 zanahoria mediana
- ½ calabacín
- ½ pimiento rojo
- ½ cebolla
- 1 diente de ajo picado
- 2-3 cdas. de salsa de soja baja en sal
- 1 cda. de AOVE
- zumo de lima o limón al gusto
- pimienta negra o mezcla de especias orientales
- semillas de sésamo (opcional)

Elaboración

1. Cocer los fideos de arroz según las instrucciones del envase (normalmente 3-5 min), escurrir y pasar por agua y reservarlos con un chorrito de AOVE para que no se peguen.
2. Añadir un poco de AOVE en una sartén o wok y saltear el pollo con una pizca de pimienta o especias orientales hasta que esté dorado. Retirar y reservar.
3. En la misma sartén, añadir un poco más de AOVE y saltear el ajo, la cebolla, la zanahoria, el pimiento y el calabacín cortados en tiras finas. Cocinar 5-6 min a fuego medio-alto, manteniendo las verduras crujientes.
4. Incorporar el pollo, los fideos y la salsa de soja. Saltear todo junto 2-3 min más para integrar sabores. Ajustar con un toque de zumo de lima o limón.
5. Espolvorear con semillas de sésamo.

El pollo aporta proteínas magras y vitaminas del grupo B (B3, B6), esenciales para la regeneración muscular, el equilibrio hormonal y el metabolismo energético.

Los noodles de arroz proporcionan hidratos de carbono de fácil digestión y sin gluten.

Zanahoria, calabacín, pimiento y cebolla, son ricas en fibra, betacarotenos, vitamina C y antioxidantes, que protegen las células del estrés oxidativo, mejoran la salud intestinal y refuerzan las defensas.

La salsa de soja baja en sal aporta aminoácidos y minerales que equilibran el sabor y estimulan la digestión, mientras que el zumo de lima o limón añade vitamina C y ácidos orgánicos, que favorecen la absorción del hierro.

El aceite de oliva virgen extra aporta grasas saludables, polifenoles y vitamina E, con efecto antiinflamatorio y protector cardiovascular, y las semillas de sésamo, si se añaden, completan el plato con calcio, zinc y lignanos.

ENSALADA DE ESCAROLA Y MANZANA

Ingredientes para 2 raciones

- 1 escarola pequeña, lavada y escurrida
- 1 manzana pequeña, cortada en cubos o láminas finas
- 20 g de nueces o avellanas
- 50 g de queso curado (como manchego o gouda) en cubos o lascas
- AOVE
- vinagre de manzana o balsámico
- sal y pimienta

Elaboración

1. Colocar la escarola como base en un bol o plato grande.
2. Añadir la manzana, el queso curado y las nueces.
3. Aliñar con AOVE, vinagre, sal y pimienta al gusto.
4. Mezclar suavemente para integrar todos los sabores.

CLAVES NUTRIVAZQUEZ

La escarola destaca por su riqueza en fibra, clorofila y compuestos amargos (intibina), que estimulan la función hepática y la digestión de las grasas, ayudando a depurar el organismo. Además, es fuente de vitamina C y ácido fólico, esenciales para reforzar el sistema inmune.

La manzana aporta pectina, potasio y polifenoles, que ayudan a regular la glucosa, proteger la mucosa intestinal y mejorar la microbiota.

Las nueces o avellanas son una excelente fuente de grasas omega 3, magnesio y vitamina E, con efecto antiinflamatorio y cardioprotector, y que favorecen la concentración y la salud neurológica.

El queso curado añade proteínas, calcio y triptófano, nutrientes clave para mantener la masa muscular, la salud ósea y el equilibrio emocional.

TORTILLA DE ESPINACAS CON QUESO

Ingredientes para 2 raciones

- 100 g de taquitos de bacon
- 4 huevos
- 150 g de espinacas frescas
- 60 g de queso (puede ser feta, mozzarella, manchego o de cabra, según prefieras)
- 1 diente de ajo
- 1 cda. de AOVE
- sal y pimienta negra al gusto

Elaboración

1. En una sartén amplia poner una cda. de AOVE y dorar un poco el diente de ajo cortado en láminas junto con el bacon.
2. Añadir las espinacas lavadas y secas y rehogar 1-2 min.
3. En un bol, batir los huevos con una pizca de sal y pimienta. Añadir el queso elegido (desmenuzado o rallado), remover bien y verterlo en la sartén. Mezclar y cocinar unos minutos hasta que se haga la base.
4. Con ayuda de un plato, dar la vuelta y cocinar 2-3 min más por el otro lado, hasta que quede cuajada pero jugosa.

CLAVES NUTRIVAZQUEZ

Las espinacas son una excelente fuente de hierro vegetal, magnesio, folatos y clorofila, nutrientes que favorecen la formación de glóbulos rojos, la oxigenación celular y la función hepática.

Los huevos aportan proteínas de alto valor biológico, colina y vitaminas A, D, E y B12, esenciales para la regeneración celular, la salud cerebral y el equilibrio hormonal.

El queso (ya sea fresco, curado o semicurado) añade calcio, fósforo y triptófano, que contribuyen a la función neuromuscular y ósea y al bienestar emocional.

El uso de aceite de oliva virgen extra suma grasas monoinsaturadas y polifenoles, con efecto antiinflamatorio y cardioprotector, potenciando la absorción de los antioxidantes de las espinacas.

EPÍLOGO

Al llegar aquí, ojalá percibas algo distinto en tu manera de mirar la despensa, el mercado y el tiempo que hace ahí fuera. Comprender que somos naturaleza, que nuestras células hablan el mismo idioma que la luz, la temperatura y el agua, no es una idea romántica: es una guía práctica. Realmente vivimos mejor cuando vamos a favor de la corriente.

Este libro ha sido un viaje por las estaciones, pero sobre todo por nuestro interior: por el trabajo silencioso del hígado, que clasifica, etiqueta y libera; por el intestino, que filtra y decide; por la piel, que respira y protege; por los riñones, que depuran y equilibran; por el cerebro, que necesita oscuridad para repararse y luz para rendir. Cada estación te ha ofrecido un mapa práctico para poder seguirlo: alimentos que encajan en ese momento, pequeños gestos para descargar el organismo y momentos de descanso para que tus células hagan lo que mejor saben hacer: cuidarte.

Quédate con la idea de que **no es una dieta, es una con-**

versación entre lo que ocurre fuera y lo que ocurre dentro. Y eso se traduce en respuestas: qué comer y cómo comerlo, qué beber y cuándo beberlo, descansar o estar despierto, si toca limpiar, reparar, guardar, abrigar…

Y para que toda esta teoría se convierta en salud, estos son los puntos que tienes que recordar para lograrlo:

1. **Elige según la estación**: Compra lo que la tierra te ofrece en ese momento: es más sabio, mucho más rico y más sencillo para tu cuerpo.
2. **Mastica**: Te sacia y facilita la digestión. Para una cosa que tienes que hacer de forma voluntaria en todo el proceso de la digestión…, ¡lo demás es automático!
3. **Deja espacio**: Deja a tu sistema digestivo descansar entre comidas y, de vez en cuando, dale vacaciones haciendo un semiayuno para que se recupere.
4. **Mima a tu hígado**: No le eches tanta basura. Menos tóxicos y ultraprocesados, y dale más agua para que pueda limpiarte.
5. **Cuida tu microbiota**: Verduras, legumbres, frutas y fermentados para que tus bacterias buenas sigan protegiéndote.
6. **Bebe agua** a pequeños sorbos durante el día y antes de tener sed. Y si sudas mucho, repón también con sales.
7. **Muévete cada día**: Haz ejercicios de fuerza, anda al aire libre, actívate y respira.
8. **Descansa de noche**: Intenta cenar pronto y ligero,

menos pantallas al final del día y oscuridad para conseguir esa melatonina tan necesaria.

9. **Sin remordimientos**: Si hay excesos, ni se te ocurra sufrir y sentirte culpable. Piensa: «¡Que me quiten lo *bailao*!». Disfruta, compensa y sigue.
10. **Y escucha**: Si tu cuerpo te habla, hazle caso y atiéndelo. Y, si grita, **para**.

No busques jamás la perfección, pues no existe, sino un **equilibrio con un margen humano lógico**, que para eso nos han dado la capacidad de poder maniobrar. Piensa en lo lógico: la naturaleza cambia a nuestro alrededor y, a veces, de forma muy brusca. Las células entienden lo que pasa y responden con claridad haciendo que decidamos, no con grandes actuaciones, sino con coherencia. Escúchalas y hazles caso.

Gracias de corazón por haber leído estas páginas. Esperamos que, al cerrar el libro, te pares, respires profundo, mires por la ventana y te preguntes: **«¿Qué necesita hoy mi cuerpo para estar bien?»**. La respuesta la sabes: la tienes en tu cocina, en tus horarios, en tus paseos, en tu cama y, al final… en tus células, que llevan toda la vida trabajando para que tú estés bien.

Te deseamos, con todo nuestro cariño, que en cada estación del año vayas logrando ese equilibrio que mantenga y mejore tu salud. **¡Lo puedes conseguir!**